市民健康普及教育丛书

前列腺疾病科普

170 问

主　编　严泽军

副主编　刘万樟

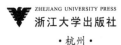

ZHEJIANG UNIVERSITY PRESS
浙江大学出版社
·杭州·

图书在版编目（CIP）数据

前列腺疾病科普170问 / 严泽军主编. — 杭州：浙江大学出版社，2023.7

ISBN 978-7-308-21948-8

Ⅰ．①前⋯ Ⅱ．①严⋯ Ⅲ．①前列腺疾病－防治－问题解答 Ⅳ．①R697-44

中国国家版本馆CIP数据核字（2023）第048820号

前列腺疾病科普170问

QIANLIEXIAN JIBING KEPU 170 WEN

严泽军　主编

策划编辑	柯华杰
责任编辑	阮海潮
责任校对	王元新
封面设计	林智广告
出版发行	浙江大学出版社
	（杭州市天目山路148号　　邮政编码　310007）
	（网址：http://www.zjupress.com）
排　　版	杭州林智广告有限公司
印　　刷	杭州捷派印务有限公司
开　　本	889mm×1194mm　1/32
印　　张	3.75
字　　数	58千
版 印 次	2023年7月第1版　2023年7月第1次印刷
书　　号	ISBN 978-7-308-21948-8
定　　价	25.00元

前列腺疾病科普 170 问

编委会

主　　编　严泽军

副 主 编　刘万樟

编　　委　黄　挺　李　嫦　林晓琪　路铠宁

施靖宇　王卫红　杨金儿　张　侃

总 序

疾病，自古以来就是人类无法绕过的话题，它与人类相伴相随，一直影响着人类社会和人类文明。随着科技的飞速进步及社会的不断发展，人类在与疾病的斗争中不断取得胜利，人类对于自身的健康有了越来越多的主动权。特别是近年来，随着国民健康意识的不断提升，越来越多的人关注健康问题，追求"主动健康"。国家也在以前所未有的力度推进"健康中国"建设，倡导健康促进理念，深入实施"将健康融入所有政策"。2019 年 7 月，国务院启动"健康中国行动（2019—2030 年）"，部署了 15 个专项行动，其中第 1 项就是"健康知识普及行动"，这也凸显了国家对健康知识普及工作的重视。

健康科普是医务工作者的责任，也是医务工作者的义务。人们常说，"医者，有时是治愈，常常是帮助，总是去安慰"。作为医生，我们在临床工作中，发现许多患者朋友有共同的问题或困惑，如果我们能够提前做好科普，答疑解惑，后续的治疗就能事半功倍。通过科普书籍传递健康知识，打破大众的医学认知壁垒，能为未病者带去安慰，增强健康知识储备；为已病者提供帮助，使其做一个知情的患者；给久病者以良方，助其与医生共同对付难缠的疾病。这就是编写本丛书的初衷，也是编写本丛书的目的。

都说医生难，其实大部分没有医学知识的普通民众更难。面对庞杂的医疗信息，面对各地不均衡的医疗水平，面对复杂的疾病，一方面要做自己健康的第一责任人，另一方面还要时刻关注家人的身心健康。我作为医生同时又是医院管理者，也一直在思考能为广大民众做点什么，以期既能够治愈来医院就诊的患者，又能为出于这样或那样的原因不能来医院面诊的患者解决问题。

这套科普丛书，就可以解决这个问题。它以医学知识普及为目的，从医生的专业角度，为患者梳理了常见疾病预防治疗的建议。丛书共 15 册，涵盖了情绪管理、居家护理、肥胖、睡眠、糖尿病、肾脏病、糖尿病肾脏病、口腔健康、呼吸系统疾病、骨质疏松、脑卒中、心脏病、高血压、女性卵巢保护、前列腺疾病 15 个主题。每册包含 100 个常见问题（个别分册包含 100 多个常见问题），全书以一问一答的形式，分享与疾病相关的健康知识。丛书的编者都拥有丰富的临床经验，是各科室和学科专业的骨干。丛书分享的知识点都是来源于一线医务工作者在疾病管理中的实践经验，针对性强。通过阅读，你可以快速而有针对性地找到自己关心的问题，并获得解决问题的办法，从而解除健康困扰。你也可以从别人的问题中受到些许启发，从而在守卫健康的过程中少走一些弯路，多做一些科学的、合理的选择，养成良好的健康生活方式。因此，特撰文以推荐，希望我们这个庞大的医生朋友团队用科普的力量，在促进健康的道路上与你一路同行。

未病早预防，有病遇良方，愿大家都能永葆健康！

2023 年 3 月

前　言
PREFACE

前列腺是男性独有的器官，对男性生殖和泌尿功能具有重要作用。它看不见，摸不着，却时刻影响着广大男性的生活。与它相处愉快，则两相安；与它相处不恰，则是寝食难安。

随着年龄的增长，前列腺问题亦逐渐突出，临床上以无症状性前列腺疾病、急慢性前列腺炎症、前列腺增生、前列腺肿瘤等几大问题为主。你可能只是拿着一张有着前列腺相关检查结果的体检报告单而手足无措，或者你可能正饱受尿频尿急尿不尽，甚至排尿困难和尿潴留的痛苦，又或者新发现前列腺问题而无处咨询。

本书主编及各位编委系三甲医院泌尿外科专科医师，致力于男性前列腺疾患的诊断和治疗——从门诊、诊疗中心、辅助科室至病房，具有标准化、规范化的前列腺疾病诊疗措施。而各位泌尿外科专科医师拥有丰富的前列腺疾病相关性临床经验和科研成果。更加具体地为广大男性"书面答疑"，各位专科医师将各自临床经验结合最新研究成果，对前列腺相关性问题进行整理、解答，编著了本书。

希望能对广大读者有所帮助。

本书编委系临床一线工作人员，在繁忙之余进行本书的撰写，已对本书内容进行多次修改和矫正。但因内容涉及面较广，参编人员较多，难免出现内容或格式上的瑕疵。敬请各位同行及广大读者提出宝贵意见，以便再版时改进。

编者

2023 年 6 月

目 录
CONTENTS

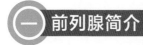

一 前列腺简介

1 前列腺是如何发生发展的?

前列腺是男性独有的器官。在男性处于第 10 周的胚胎期时，前列腺由于受到睾丸分泌的睾酮（雄激素）的刺激开始发育，第 11 至 12 周时具有功能的原始前列腺组织和细胞分化形成。在婴儿期时，前列腺尚处于"休眠期"，在青春期前（10 岁左右），前列腺细胞开始增生发育。到青春期时，随着性腺的发育，前列腺进一步发育，至 24 岁时达到最高峰。大约 45 岁时，腺泡内上皮组织开始消失，前列腺腺体组织开始退化，继而出现腺内结缔组织增生，形成前列腺增生，引起排尿困难。

2 前列腺的解剖位置在哪里，如何检查?

前列腺位于膀胱颈的下方，尿道的起始部和直肠的前方。正常成年人的前列腺形状及大小与栗子相似，是隐藏在盆底最深处的一个器官。可通过最直接

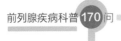
的物理检查方法（直肠指检）评估前列腺情况。直肠指检时，可扪及前列腺的大小、形态、质地及前列腺沟。

3 前列腺的内部解剖结构是什么样的？

根据前列腺的切片染色结果，前列腺可分为3个区，即移行区、中央区和外周区（图1）。其中，移行区对称地围绕在尿道前列腺部近侧，此处好发良性前列腺增生；中央区位于尿道前列腺部近侧段的后方；外周区位于前列腺后方，此处为前列腺癌的好发部位。

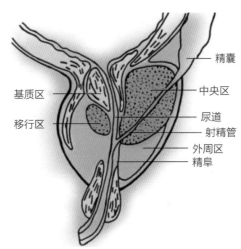

图1 前列腺解剖示意图

4　前列腺的生理功能是什么?

前列腺的生理功能主要包括以下 5 个方面: ①前列腺参与精液的构成。它约占精液总量的 30%,在精子的生存、激活及受精过程发挥重要作用。②前列腺参与性发育。前列腺使睾酮快速代谢为雄激素,促进生殖与性发育。③前列腺具有内分泌功能。前列腺可分泌多种具有生物活性的蛋白质和酶,还可以参与精液的液化。④前列腺能管控膀胱出口。控制尿液,起到"闸门"的作用。⑤前列腺能参与射精。前列腺实质内有尿道和射精管穿过,在射精时,前列腺和精囊腺的肌肉收缩,可将输精管和精囊腺中的精液经射精管压入后尿道,参与射精过程。

5　前列腺的相邻器官有哪些?

前列腺在体表摸不到,看不见,是一个"隐蔽"的器官。从位置上看,前列腺位于阴囊与肛门之间组织的深处,也就是会阴深处。前列腺紧紧包绕着尿道,形成尿道前列腺部。其上部与膀胱相贴,后面紧挨着直肠。在前列腺中部还有精阜及其开口,通过射精管紧连精囊腺。

二 前列腺常用辅助检查

路铠宁、刘万樟、严泽军

6 直肠指检的方法是什么，有哪些应用价值？

医生食指戴指套，涂润滑剂（常用肥皂液、液体石蜡、凡士林），以方便插入患者肛门内并减轻其不适。通过直肠指检可以了解前列腺表面有无硬结，如果有硬结可以判断硬结大小、质地、活动度等。此外，通过直肠指检还可以进一步对前列腺进行按摩，采集前列腺液进行检验评估。另外，按摩前列腺能改善部分慢性前列腺炎症状。但是对于怀疑急性前列腺炎、肛裂、肛周脓肿等情况的患者，不建议进行前列腺直肠指检。

7 经腹超声与经直肠超声的目的是什么？

超声是检查男性前列腺疾病的首选方法。一种是经过腹部使用低频的腹部探头，在耻骨联合上方进行扫查。这种方法需要利用充盈膀胱作为透声窗，对前列腺做多切面的扫查，患者检查前须憋尿。经直肠超声诊断更具优势，长条形的超声探头进入直肠探查，相对接近前列腺，可得到前列腺的横断面和矢状面图像。当前列腺清晰显示之后，会测量前列腺的左右径、前后径、上下径，从而判断前列腺是否有增生肥大等。另外，还要观察前列腺的回声是均匀的，还是有低回声的结节，是否有钙化灶或囊肿等异常。

8 前列腺磁共振成像检查的目的有哪些?

　　与计算机断层扫描（CT）检查相比，前列腺磁共振成像（MRI）检查对于前列腺恶性肿瘤的发现更具优势。检查时，前列腺恶性肿瘤可呈特征性表现，即T2区的低信号或T1W1的高信号。通过MRI可以明确前列腺肿瘤的性质、部位和侵犯范围。该技术还可以鉴别前列腺结节增生与前列腺其他占位性病变。通过静脉推注影像对比剂可以完成增强扫描检查，该技术可进一步提高肿瘤的诊断、鉴别诊断水平和明确前列腺癌的侵犯情况等。

9 前列腺 CT 检查的目的有哪些?

通过泌尿系统CT检查可以反映前列腺的基本情况，能测量并描述前列腺的大小，是否压迫或突入膀胱后下部，判断是否存在良性前列腺增生。当发生前列腺癌时，CT平扫表现为增大的前列腺密度不均或有低密度结节，或前列腺周边呈现结节状突出；但CT对于前列腺恶性肿瘤的诊断价值不如MRI。

10 PSA 检查的目的有哪些?

前列腺正常时，血清前列腺特异性抗原（PSA）含量很少，一旦患上前列腺癌，PSA值会升高。PSA检查已被广泛应用于临床，成为早期诊断和筛查前列腺癌的重要手段之一，PSA是前列腺癌最具特异性的指标。由中华医学会泌尿外科学分会编写的《前列腺癌诊断和治疗指南》建议45岁以上男性每年至少检查1次血PSA。临床上常以0～4 ng/mL的PSA正常范围为标准来筛选前列腺癌，PSA值 > 10 ng/mL提示患前列腺癌的可能性较大。但PSA升高并不一定是前列腺癌，良性前列腺增生、前列腺炎性病变、前列腺按摩等均可使PSA升高。

? 11　前列腺液检查的目的有哪些?

前列腺液由前列腺分泌，分泌量为 0.5～2.0 mL，对精子存活、精液液化具有重要作用。可以通过前列腺按摩(直肠指检)获得，手指通过自上而下挤压前列腺中央区，反复按摩 3～5 次，可有前列腺液沿尿道口滴出(图2)。收集这些液体，在洁净干燥玻片上进行显微镜检查，也可用无菌管收集进行细菌培养。患前列腺炎时，前列腺液中的白细胞常增多，卵磷脂小体则减少且分布不均。

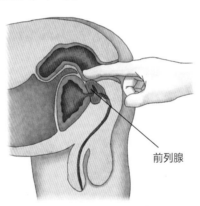

前列腺

图2　直肠指检前列腺示意图

黄挺、刘万樟、严泽军

12 什么叫前列腺回声不均？

前列腺回声不均一般表示在B超影像中会显示前列腺内部回声不均匀，前列腺组织结构界限不清等，常见于前列腺炎症，如急性前列腺炎、慢性前列腺炎、前列腺脓肿等情况，也常见于前列腺肿瘤等。因此，建议至泌尿外科由专科医师进行评估。如果单纯的超声检查提示前列腺回声不均，并不一定需要进一步检查或治疗；如果合并尿频、尿急、会阴部酸胀不适等前列腺炎相关症状，则需进一步口服药物对症治疗。

13 什么是前列腺钙化灶、前列腺结石？

前列腺结石就是前列腺里钙化物质的沉积，5%的男性有前列腺结石，最常见于50岁以上的男性。前列腺结石常见于良性前列腺增生、慢性前列腺炎患者。通常，前列腺结石无明显的症状和表现，但偶尔会合并下尿路症状，如尿频、尿急、尿不尽等。通常，前列腺结石无须特殊治疗，当合并临床症状时，可口服药物对症治疗。

14 什么是前列腺增生？

在经腹或经直肠的超声检查下，前列腺的长、宽、高可被较为精准地测量出来。一般认为，成年男性的前列腺体积为 20～25 mL，大于这个体积即被称为前列腺增生（图 3）。一般来说，轻度前列腺增生可能并无明显临床表现，但部分前列腺增生患者可能会有尿频、尿急、排尿困难，甚至血尿的表现。

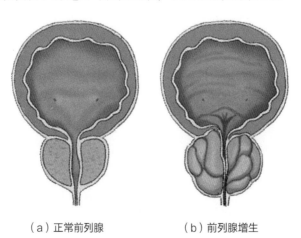

（a）正常前列腺　　　　　（b）前列腺增生

图 3　正常前列腺和前列腺增生对比

15　前列腺突入膀胱大于 10 mm 怎么办?

前列腺突入膀胱内，提示前列腺增生。正常的前列腺增生位于膀胱与尿道之间，并不会向两侧突出。当发生前列腺增生时，前列腺腺体增大，突向尿道，挤压尿道，抬高膀胱颈口，患者就会出现排尿阻力增大。当重度前列腺增生时，前列腺向膀胱内突出严重，甚至会被误认为膀胱内肿瘤，此时建议做膀胱镜检查以明确诊断。当患者前列腺突入膀胱明显时，建议评估前列腺增生情况，须进一步诊治，包括药物治疗或手术切除。

16　超声检查提示前列腺内腺结节该怎么办?

在超声影像中，前列腺实性结构不能完全被显示，但是可以较为清楚地区分内腺与外腺。前列腺内腺主要是良性前列腺增生容易发生的区域，所以前列腺内腺结节多为良性前列腺增生结节在超声中的表现。但是否存在其他疾病或者是否需进一步检查，仍须结合患者的临床表现及其他相关检查，如 PSA、前列腺 MRI 等。

🔹 17　超声检查提示前列腺外腺低回声结节怎么办？

前列腺外腺是前列腺恶性肿瘤容易发生的区域，前列腺外腺的低回声结节往往需要提高警惕，需要排除前列腺恶性肿瘤的可能。前列腺外腺结节也并不一定就是前列腺恶性肿瘤，仍须进一步检查以明确诊断，需结合患者的临床表现及其他相关检查，如PSA、前列腺MRI等，进一步评估是否需要做前列腺穿刺活检。

🔹 18　超声检查发现前列腺内无回声怎么办？

超声检查中，单纯的前列腺内无回声提示前列腺囊肿的可能性最大，其特点就是在超声检查中表现为壁薄、无回声。前列腺囊肿可能是先天性的，也可能是获得性的。从目前相关研究结果来看，前列腺囊肿并无明确的临床意义，无须进一步处理。一旦前列腺囊肿合并感染，则可能出现发热等症状。

🔹 19　超声检查提示射精管囊肿怎么办？

射精管囊肿是由于精路梗阻，射精管腔扩张、膨大所致，并且囊肿腔与尿道、输精管和精囊相通。目前射精管梗阻的具体病因尚不明确，多为先天性因素所致。一般来说，射精管囊肿没有明显的临床表现，所以大部分患者无须治疗处理。若合并血精、不育等临床表现，一般以手术切开引流为主，辅以有效的抗生素联合治疗。

20 前列腺结节一定是恶性肿瘤吗？

前列腺结节的性质在超声中无法百分之百明确，通常前列腺恶性肿瘤、前列腺增生结节都可以在前列腺超声中表现为前列腺结节，其中前列腺增生结节是良性疾病，并不一定需要特殊处理。因此，前列腺结节并不一定就是前列腺恶性肿瘤，是否需要前列腺穿刺活检以进一步明确，仍须结合患者的临床表现及其他相关检查，如PSA、前列腺MRI等。

21 什么叫残余尿？

前列腺增生患者，由于前列腺挤压尿道、抬高膀胱颈口，出现排尿不畅，从而导致排尿后膀胱内大量残余尿。一般来说，正常排尿状态后，膀胱内无残余尿。当前列腺增生患者合并残余尿较多时，会出现反复的尿频、尿急、泌尿道感染、膀胱结石等。建议前列腺增生合并残余尿的患者先留置导尿管，仔细评估后，行前列腺增生部分切除术。

22 膀胱肌小梁样改变、膀胱壁毛糙是怎么回事？

前列腺增生患者由于前列腺挤压尿道、抬高膀胱颈口而出现排尿困难、费力。初期膀胱因功能基本正常，可以通过加大膀胱逼尿肌的力量，维持排尿状态。但长此以往，膀胱持续较大力量排尿，则可能导致膀胱肌肉的形态及功能改变，表现为膀胱肌小梁样改变，在超声检查下可见膀胱壁毛糙。但是仍须进一步完善检查，如膀胱镜等，以排除膀胱其他病变可能。

23 膀胱憩室与前列腺增生有什么关系？

前列腺增生患者由于前列腺挤压尿道、抬高膀胱颈口而出现排尿困难、费力，长此以往膀胱持续较大力量排尿，会导致膀胱肌肉的形态及功能改变，表现

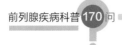

为膀胱肌小梁样增粗、隆起，长期进展则会形成膀胱
憩室，形成"小门大房间"般的膀胱病态结构（图4）。
如果前列腺增生合并膀胱憩室，建议尽快完善术前评
估，若无手术禁忌证，应尽快手术治疗，避免进一步
破坏膀胱功能。

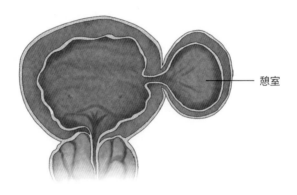

憩室

图4 前列腺增生导致膀胱憩室形成

24 前列腺增生，同时发现双侧肾盂积水该怎么办？

　　严重的前列腺增生导致尿潴留的患者，可能在超
声检查提示双侧肾盂积水，这是因为膀胱内大量尿液
潴留，上尿路尿液排出不畅，双侧肾盂积水。长期尿
潴留伴双侧肾盂积水可能导致泌尿系感染严重、肾功

能不全。当前列腺增生合并双侧肾盂积水时，建议立即留置导尿管，解除下尿路梗阻，并尽快手术治疗前列腺增生。当然，双侧肾盂积水也可能是双侧输尿管梗阻导致，建议尽快就诊，进一步检查以明确病因。

四 **异常检验报告与前列腺的关系**

 25　PSA 升高，是不是得了前列腺癌？

血清 PSA 是目前诊断前列腺癌、评估各种治疗效果和预测预后的一个重要且可靠的肿瘤标志物。正常健康男性血清 PSA 一般为 0 ～ 4 ng/mL。一般来说，在 PSA 正常的情况下，患前列腺癌的可能性并不大，但是也有少数前列腺癌患者多次 PSA 检查结果均为正常值，所以 PSA 正常并不是一定没有问题，还需要结合相关影像学检查和前列腺穿刺结果诊断。

当 PSA 大于 4 ng/mL 时即为 PSA 升高，其诊断前列腺癌的敏感性为 87%、特异性为 27%，PSA > 10 ng/mL 提示患前列腺癌的可能性较大。但是前列腺炎、泌尿系感染、尿潴留等疾病，前列腺按摩、直肠指检、导尿等检查、操作，也会使 PSA 升高，而且 PSA 升高也会持续一段时间。所以 PSA 升高的原因除了前列腺癌还有很多，仍需要定期监测 PSA，完善前列腺超声、前列腺 MRI 等检查。

26 PSA 的灰色区是什么意思？

正常健康男性血清PSA一般为0～4 ng/mL，如果PSA化验提示PSA在4～10 ng/mL，就是指PSA的灰色区，因为前列腺癌患者与非前列腺癌患者的PSA在这个区间有相当程度的重叠。如果PSA在灰色区，可以综合患者年龄、病史、前列腺影像学检查（B超和MRI）以及PSA比值、PSA数值变化趋势等情况，考虑是否行前列腺穿刺活检术。PSA在灰色区时，并不说明就患有前列腺癌，须定期监测PSA变化。

27 fPSA/PSA 的值有什么临床意义？

一般来说，我们平时所称的PSA为tPSA，即总PSA，其中包括游离PSA（fPSA）和结合PSA（cPSA）。单纯的fPSA并没有太大的意义，一般要和总PSA结合起来考察，其中较为重要的指标就是fPSA/PSA的值。通常PSA为4～10 ng/mL时，fPSA水平与前列腺癌的发生率呈负相关。目前公认的fPSA/PSA临界参考值为0.16，也就是说，fPSA/PSA的值小于0.16，意味着患前列腺癌的可能性相对较大。

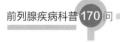 28 PSA 突然升高，该怎么办？

就同一正常个体而言，血清 PSA 是相当稳定的，年变化值在 0.5 ng/mL 以下。PSA 突然升高除了可能是前列腺癌，也可能是急性泌尿系感染、急性前列腺炎导致，还可能是急性尿潴留、直肠指检等操作导致。但是如果相关病史及化验检查并无以上情况，则建议尽快完善前列腺超声、前列腺 MRI 检查，必要时行前列腺穿刺活检，以排除前列腺癌。

29 PSA 处于 4～10 ng/mL，该穿刺，还是继续观察？

如果 PSA 在 4～10 ng/mL，可以参考其他相关指标，如 PSA 比值（指游离前列腺特异性抗原和总前列腺特异性抗原的比值，即 fPSA/PSA 的值）、前列腺特异性抗原速度（即 2 年内 3 次 PSA 变化速度，PSAV）、前列腺健康指数等。另外还需要结合患者年龄、病史、前列腺影像学检查等综合考量，再决定是否行前列腺穿刺活检。

30 前列腺肛门检查（指检、经直肠超声）后 PSA 为什么会升高？

前列腺位于膀胱与尿生殖膈之间，包绕尿道根部，其后方贴近直肠，可经直肠指检触及。也因为其靠近直肠的特殊解剖位置，经直肠行前列腺超声检查更为精准。但因为行前列腺肛门检查会刺激前列腺，从而引起 PSA 升高，一般直肠指检后血清 PSA 可增高1倍。建议行前列腺肛门检查后暂缓 PSA 检测，在1周后方可进行 PSA 检测。

31 插尿管后 PSA 为什么会升高？

前列腺位于膀胱与尿生殖膈之间，包绕尿道根部，所以尿管在经过尿道进入膀胱时会挤压、刺激前列腺组织，导致 PSA 升高。所以建议留置导尿管的患者在48小时后进行 PSA 检测。

32 尿路感染检验后 PSA 为什么会升高？

如果患了尿路感染，特别是急性尿道炎，细菌很有可能通过尿道进入前列腺而引起前列腺炎，这种情况下会引起 PSA 升高，而且 PSA 升高的速度和数值均较

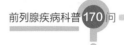

大，这不要紧张。在控制感染之后复查PSA，会发现PSA回降到正常值。如果PSA在尿路感染控制之后仍维持较高水平，则需进一步检查以排除前列腺癌。

33 急性尿潴留，PSA 为什么会升高?

在急性尿潴留患者中，PSA会有一定程度的升高，但升高的数值一般不大。其主要原因是尿潴留导致膀胱内压增加而挤压前列腺，导致PSA升高。另外，急性尿潴留患者留置导尿管，也会挤压、刺激前列腺，导致PSA升高。建议急性尿潴留患者待症状控制平稳后，再次复查PSA。

34 血尿合并排尿困难，若 PSA 升高该怎么办?

如果患者血尿合并排尿困难，相关检查发现PSA升高，则需要完善进一步检查，特别是前列腺超声、前列腺MRI检查。如果PSA仅仅轻度升高、相关影像学检查仅仅提示前列腺增生改变，则可通过药物对症治疗，改善血尿及排尿困难症状，并定期检测PSA。但如果PSA升高明显、相关检查提示前列腺肿物可能，则建议完善前列腺穿刺活检，尽早排查前列腺癌。

？ 35 因屁股痛、腰痛检查发现 PSA 升高，该怎么办？

前列腺癌最容易转移的部位是骨，特别是腰椎。如果发现屁股疼痛、腰部疼痛明显，合并 PSA 升高，建议立即至医院就诊，完善前列腺影像学检查、全身骨扫描，排除前列腺癌及前列腺癌骨转移的相关情况。

？ 36 前列腺健康指数比 PSA 更精准吗？

前列腺健康指数（PHI）是基于 PSA 的另一种形态，通过公式计算而得。结合目前相关文献报道，PHI 在前列腺癌的筛查中，比 PSA 更为精准，其前列腺癌诊断的特异性和准确度均高于临床现有的传统指标。PHI 越高，患前列腺癌风险越大。但是 PHI 检查的收费较 PSA 仍偏高，并且其有效性及可靠性仍需进一步系统研究。

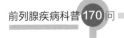

37　血常规和 CRP 与前列腺有什么关系？

血常规中白细胞计数和C-反应蛋白（CRP）提示全身感染情况，如果两者升高明显，则提示患者全身炎症感染较重。因急性前列腺炎患者病情严重程度不同，可能会导致血常规中白细胞计数和CRP的明显升高，伴有发热、寒战、会阴部胀痛不适，甚至会阴部红肿等病情。如果前列腺炎急性发作，则需抗感染对症治疗，以控制感染。

38　前列腺恶性肿瘤检验中碱性磷酸酶的升高意味着什么？

碱性磷酸酶是广泛分布于人体肝脏、骨骼、肠、肾和胎盘等组织经肝脏向胆外排出的一种酶，该酶升高可能是骨骼或者肝胆系统疾病。前列腺癌患者如果化验发现碱性磷酸酶升高，建议进一步完善全身骨扫描，排除有可能存在的前列腺癌骨转移的情况。

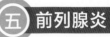

五 前列腺炎

 39 什么是前列腺炎，有哪几种类型？

前列腺炎是指前列腺受到致病菌感染和（或）某些非感染性因素刺激而出现的骨盆区域疼痛或不适、排尿异常、性功能障碍等，是成年男性常见病之一，占泌尿外科门诊患者的 8% ～ 25%，严重影响患者的生活质量。

传统分类方法通过比较初始尿液、中段尿液、前列腺按摩液、前列腺按摩后尿液标本中白细胞数量和细菌培养结果，将前列腺炎分为四类：急性细菌性前列腺炎（ABP）、慢性细菌性前列腺炎（CBP）、慢性非细菌性前列腺炎（CNP）和前列腺痛（PD）。目前更广泛采用的是 1995 年由美国国立卫生研究院制定的分类方法，主要分为：Ⅰ型，即传统分类中的急性细菌性前列腺炎（ABP）；Ⅱ型，即传统分类中的慢性细菌性前列腺炎（CBP）；Ⅲ型，慢性前列腺炎/慢性骨盆疼痛综合征（CP/CPPS），即传统分类中的慢性非细菌性前列腺炎（CNP）和前列腺痛（PD）；Ⅳ型，无症状前列腺炎（AIP）。

40　前列腺炎有哪些常见症状？

Ⅰ型常表现为突然发病，出现寒战、发热、乏力等全身症状，伴有会阴部及耻骨区域疼痛、尿频尿急尿痛等下尿路症状，严重者出现排尿困难甚至尿潴留，尿液检查提示白细胞计数升高，尿液细菌培养阳性。Ⅱ型临床症状表现各有不同，如反复发作下尿路症状或者尿道滴白（指前列腺炎患者在排便或排尿后乳白色的前列腺液从尿道口流出）、阴茎及尿道、耻骨及腰骶等部位疼痛不适等，持续时间超过3个月，前列腺液白细胞计数升高，细菌培养也呈阳性。Ⅲ型与Ⅱ型症状类似，尤有部分患者可出现射精痛，患者多因慢性疼痛久治不愈而生活质量下降，并可能伴随性功能障碍、焦虑、抑郁、记忆力下降等症状。Ⅳ型，无明显临床症状，仅在前列腺检查（精液、前列腺活检或前列腺切除标本）时发现炎症证据（图5）。

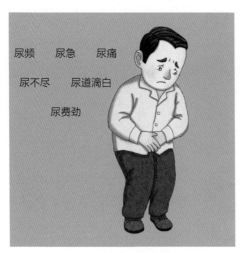

尿频　尿急　尿痛

尿不尽　尿道滴白

尿费劲

图 5　前列腺炎常见症状

41　急性前列腺炎与 PSA 有什么关系?

研究表明，当发生急性前列腺炎时，外周血PSA显著升高。

42　急性前列腺炎感染的常见细菌是什么?

主要为大肠埃希菌，其次为肺炎克雷伯杆菌、变形杆菌、金黄色葡萄球菌等，绝大多数为单一病原菌感染。

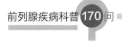

43 怎么发现急性前列腺炎？

当突然出现发热、寒战伴尿频、尿急、尿痛或排尿困难时，应及早就诊，结合直肠指检，完善尿常规、尿液细菌培养、血常规及外周血PSA等实验室检查，可明确诊断。应注意，急性前列腺炎禁止行前列腺按摩采集前列腺液。

44 前列腺增生会导致急性前列腺炎吗？

急性前列腺炎主要的致病因素是病原体感染，当人体免疫力下降和（或）前列腺感染的病原体毒力较强时，会出现病原体过度繁殖，从而引发前列腺炎。先前有过尿路侵入性操作史，如由前列腺增生导致尿潴留，为改善症状而留置导尿管的操作，可能是增加感染的危险因素之一。

45 急性前列腺炎的发病因素有哪些？

急性前列腺炎的发生和下尿路感染密切相关，病原体通过尿路逆行进入前列腺，诱发炎症。机体免疫力下降、留置导尿管等均可能增加下尿路感染的机会。少数由严重的菌血症及前列腺周围组织的细菌感染引起。

46 急性前列腺炎有什么症状?

急性前列腺炎常表现为突然发病，出现寒战、发热、乏力等全身症状，伴有会阴部及骨盆区域疼痛、尿频尿急尿痛等下尿路感染症状，严重者出现排尿困难、下腹部胀痛，甚至尿潴留。

47 患了急性前列腺炎该吃药，还是打针?

一旦明确诊断患有急性前列腺炎，选对抗生素治疗是必要且紧迫的，首先推荐静脉应用抗生素，待患者发热症状缓解后，可改口服药物治疗，且抗生素的应用需足够疗程（至少 4 周）。

48 急性前列腺炎导致排尿困难，甚至尿潴留，怎么办?

当急性前列腺炎患者出现排尿困难或伴有尿潴留时，需及时至医疗机构就诊，建议予引流尿液及抗感染治疗，如耻骨上膀胱穿刺造瘘引流尿液。

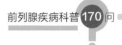 49 急性前列腺炎反复发热，是不是应该服药？

治疗急性前列腺炎，选对抗生素并足疗程应用是关键，一经确诊，应立即使用抗生素进行抗感染治疗，但应用抗生素前应行血、尿培养，待培养结果回报后再调整使用敏感药物治疗。若感染的病原体不在所用药物抗菌谱内，或给药剂量、给药方式以及疗程应用不规范，则会导致抗感染疗效欠佳或失败，患者会出现反复发热的情况。另外，还需排除是否已经形成前列腺脓肿，如果已经伴有前列腺脓肿，除需应用抗生素外，还需通过外科干预进行脓肿引流，症状才会改善。

50 急性前列腺炎会不会变成恶性肿瘤？

急性前列腺炎和前列腺恶性肿瘤属于同一器官两种不同的疾病，致病因素及发病机制未发现存在明显相关性。引起前列腺癌的危险因素尚未完全明确，目前研究已经确认的相关因素包括年龄、种族和遗传性。

51 急性前列腺炎是前列腺化脓了吗?

急性前列腺炎是病原体侵入前列腺引起的急性感染性疾病,当感染较重时,可形成前列腺脓肿。

52 急性前列腺炎与前列腺脓肿有什么区别?

前列腺脓肿形成是急性前列腺炎的并发症之一,经直肠B超或CT等检查可明确急性前列腺炎患者是否存在前列腺脓肿。当出现前列腺脓肿时,除应用抗生素外,还需外科干预穿刺引流。

53 急性前列腺炎患者能不能喝酒?

酒精可能刺激前列腺引起充血,进一步加重急性前列腺炎症状,因此急性前列腺炎患者不能喝酒。

54 前列腺炎患者平时生活上需要注意哪些?

前列腺炎患者平时应该戒酒,忌辛辣及刺激性食物,避免憋尿及久坐,注意保暖,加强锻炼,提高身体素质。

55　急性前列腺炎多久能恢复?

通过及时有效及足疗程使用抗生素治疗，急性前列腺炎患者经过 4～6 周可恢复正常，其间需复查血、尿常规和细菌培养评估病情变化。

56　医生说 PSA 升高可能要穿刺，得了急性前列腺炎后多久能穿刺?

急性前列腺炎抗生素治疗疗程为 4～6 周，部分患者患有急性前列腺炎时，由于血清 PSA 升高，需要与其他引起 PSA 升高的疾病，特别是与前列腺恶性肿瘤相鉴别，所以一般建议急性前列腺炎患者的感染得到良好控制后再行前列腺穿刺检查(图 6)。

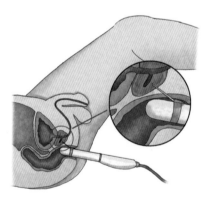

图 6　前列腺穿刺示意图

57 医生说前列腺增生需要做手术，抗生素治疗急性前列腺炎多久后能做手术?

急性前列腺炎抗生素治疗疗程为 4 ～ 6 周，待感染控制后再行前列腺增生手术治疗。

58 什么叫慢性前列腺炎?

慢性前列腺炎包括了Ⅱ型即慢性细菌性前列腺炎（CBP）和Ⅲ型即慢性前列腺炎/慢性骨盆疼痛综合征（CP/CPPS），主要是指病程超过 3 个月，有反复发作的下尿路症状、骨盆区域疼痛和（或）伴有不同程度的排尿困难和性功能障碍等症状。

59 慢性前列腺炎有哪些症状?

表现为反复发作的下尿路症状，出现会阴、阴茎、尿道、耻骨及腰骶部疼痛不适，尤以射精痛为典型，并有排尿异常以及可能伴有性功能障碍、焦虑、抑郁、记忆力下降等症状。

60　为什么会得慢性前列腺炎？

部分Ⅱ型即慢性细菌性前列腺炎患者可由急性前列腺炎迁延而来，但是慢性前列腺炎的危险因素还包括季节、长期酗酒、不适当的性生活、食用刺激性食物、长距离骑车或久坐等。

 61　慢性前列腺炎会导致前列腺增生加快、加重吗？

许多前列腺炎患者因前列腺充血水肿致尿路梗阻、尿流率降低等功能异常改变，同时上述改变又导致排尿费力、排尿困难甚至膀胱内残余尿形成，造成尿液反流入前列腺，增加前列腺感染概率，诱发前列腺炎，从而形成恶性循环。

 62　慢性前列腺炎会不会导致前列腺恶性肿瘤？

慢性前列腺炎和前列腺恶性肿瘤属于同一器官的两种不同的疾病，致病因素及发病机制未发现存在明显相关性。引起前列腺恶性肿瘤的危险因素尚未完全明确，目前研究已经确认的相关因素包括年龄、种族和遗传性。

?◗ 63 怎么发现慢性前列腺炎?

当出现反复发作的下尿路症状，出现会阴、阴茎、尿道、耻骨及腰骶部疼痛不适，尤以射精痛为典型，并有排尿异常以及可能伴有性功能障碍、焦虑、抑郁、记忆力下降等症状时，应及时至医院就诊。

?◗ 64 为什么尿频、尿不尽要做双肾输尿管膀胱超声检查?

引起尿频、尿不尽的原因除前列腺炎外，还包括膀胱、肾脏等泌尿系统疾病，B超可以帮助医生便捷、快速地了解患者肾脏、膀胱以及残余尿等情况，更准确地评估病情严重程度，对于排除泌尿系统其他器质性病变（如肾脏或膀胱肿瘤）有一定帮助作用。

?◗ 65 慢性前列腺炎要服抗生素吗?

如果前列腺液培养中发现细菌，则应根据药敏试验结果选择敏感抗生素治疗。对于前列腺液培养阴性的Ⅲ型前列腺炎患者，是否应使用抗生素治疗尚存在争议。目前认为，抗生素对这类患者的治疗效果不佳。

66 得了慢性前列腺炎该怎么治疗？

慢性前列腺炎应采取综合及个体化治疗，主要治疗目标是缓解疼痛、改善排尿症状和提高生活质量。①一般治疗：戒酒，忌辛辣食物，避免久坐、憋尿；加强锻炼，提高免疫力以及进行有规律的性生活。②药物治疗：病原体培养阳性者选择敏感抗生素口服，疗程为 4～6 周，其余患者可予口服 α-受体阻滞剂、植物制剂、非甾体抗感染镇痛药和 M 受体阻滞剂等改善排尿症状和疼痛；另外，针对合并抑郁、焦虑等心理障碍患者，可针对性使用抗抑郁或抗焦虑药物治疗。③其他治疗措施：前列腺按摩可适当缓解患者症状，但急性前列腺炎患者禁用；生物反馈治疗可以调节盆底肌及尿道外括约肌紧张度，进而缓解疼痛及排尿症状；热疗可通过改善前列腺组织血液循环，使新陈代谢加快，有利于消炎和消除水肿；另外，还有经会阴体外冲击波治疗、前列腺注射治疗、心理治疗等手段。

❓ 67　慢性前列腺炎能根治吗?

慢性前列腺炎的临床进展尚不明确,不足以威胁患者的生命及重要器官功能,并非所有患者都需治疗。临床主要以缓解症状、提高生活质量为治疗目标。

❓ 68　慢性前列腺炎能手术治疗吗?

单纯手术治疗很难对慢性前列腺炎起到治疗作用,仅在合并前列腺相关疾病有手术指征时才选择手术治疗。

❓ 69　慢性前列腺炎患者能不能喝酒?

长期酗酒可能引起前列腺充血,加重慢性前列腺炎症状,应戒酒。

❓ 70　没得过急性前列腺炎,为什么会得慢性前列腺炎?

临床上大部分慢性前列腺炎患者不存在急性前列腺炎病史,生活因素、心理因素及机体免疫因素等均可能引起前列腺局部泌功能、协调功能及免疫功能的异常，进而引起慢性前列腺炎，因此不是只有急性前列腺炎才会发展为慢性前列腺炎。

71 尿常规检查发现有细菌，就是前列腺炎吗？

不一定。泌尿系统感染，如肾盂肾炎、膀胱炎、尿道炎和前列腺炎等感染性疾病均可检出尿常规细菌异常。

72 怎么做前列腺液检查？

前列腺液检查对诊治前列腺炎及分析是否因前列腺炎引起的尿路感染具有临床意义。检查前患者先排空膀胱，呈站立弯腰位或胸膝卧位，检查者在手套上涂上润滑剂，轻柔缓慢地将食指放入患者肛门、直肠内进行检查。行前列腺按摩并收集前列腺液：自前列腺两侧向中央区，自上而下按摩3次，再按摩中央区1次，将前列腺液挤入尿道，并从尿道口排出，收集前列腺液送检。急性前列腺炎患者禁止行前列腺按摩。如有条件，行前列腺液检查前1日可避免排精，以便医生更容易采集前列腺液。

 73 前列腺理疗能治疗慢性前列腺炎吗?

可以，利用多种物理手段所产生的热效应，增加前列腺组织血液循环，加速新陈代谢，有利于消炎和消除组织水肿，缓解盆底肌痉挛等。有经尿道、直肠和会阴途径，应用微波、射频、激光灯等物理手段进行热疗的报道，短期内有一定的缓解症状作用，但缺乏长期的随访资料。

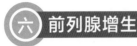

六 前列腺增生

施靖宇、刘万樟、严泽军

74 什么是前列腺增生? 前列腺增生的原因有哪些?

医学专业术语叫作良性前列腺增生(BPH),顾名思义为良性疾病,指前列腺异常增大。由于前列腺包绕尿道,随着前列腺的增大,尿道就会受到压迫,导致排尿受到影响。

与年龄相关的性激素(雄激素、雌激素)是前列腺增生的主要因素。另外还与不健康的生活方式有一定关系:①不健康的性生活,使前列腺长期处于充血状态;②久坐或长时间骑行,前列腺血液循环受影响;③不良饮食习惯,长期油腻辛辣饮食;④吸烟和喝酒等。

75 前列腺增生多发生在什么年龄?

前列腺增生的发病率主要与年龄相关,通常发生在 40 岁以后。随着年龄的增大,发病率也随之增加,

50岁以上的男性有一半以上会发生前列腺增生，到了90岁，几乎人人都会发生。

76 体检发现前列腺增生怎么办？

首先建议至泌尿外科专科门诊就诊。通常需要进一步检查来明确诊断，如直肠指检、经直肠前列腺彩超、血清前列腺特异性抗原（PSA）。排除恶性肿瘤后，可随访观察。

77 发现前列腺增生要进行药物治疗吗？

治疗前列腺增生的主要目的是提高患者生活质量，是否要治疗需结合病史、国际前列腺症状评分表（IPSS）、生活质量指数（QOL）评分、尿流率检查，有条件的患者还可以记录排尿日记。通常轻度下尿路症状（IPSS ≤ 7）可以等待观察，中度以上下尿路症状（IPSS ≥ 8）但生活质量未受到明显影响的患者也可以等待观察，无须药物干预。当出现影响生活质量时，可考虑药物治疗。

78 前列腺增生能不能通过服用药物变小?

在前列腺增生的药物治疗中,有一种叫 5α-还原酶抑制剂(非那雄胺)的药物可以缩小前列腺体积,但是要使其达到缩小前列腺体积至理想状态,需服用6个月甚至更长。服用药物的目的是改善排尿症状,通常前列腺体积大时才会引起膀胱出口梗阻的症状,因此该药物对于前列腺体积较大(>30 mL)的患者治疗效果较好,对体积较小的患者治疗效果并不理想。

79 前列腺增生主要引起身体哪些不适?

尿频、夜尿次数增多是前列腺增生患者最常见、最早出现的症状,频繁的夜尿还会导致睡眠质量下降;部分患者还会出现尿急、排尿困难、排尿等待、尿流中断,甚至产生尿潴留、尿失禁;当合并尿路感染或尿路结石时,还会出现尿痛。

80 尿频、尿急、夜尿增多,是前列腺增生引起的吗?

当同时出现尿频、尿急、夜尿增多时,首先要考虑前列腺增生,但是其他疾病也会出现上述症状。

糖尿病、尿崩症、醛固酮增多症及各类导致肾浓缩功能障碍的疾病都会引起尿液产生增多而出现尿频。尿道狭窄、膀胱周围器官病变、膀胱结核、放射性膀胱炎、膀胱结石、膀胱肿瘤、尿路感染等均可引起尿频。若仅为日间尿频而夜尿正常，应警惕这些疾病。

部分心力衰竭、下肢水肿患者也会出现夜尿增多。此外，夜间摄入过多咖啡、酒精等物质也会引起夜尿增多。

❓ 81 前列腺增生早期有哪些症状？

尿频，尿急，夜尿增多，排尿困难（排尿时间延长、尿线变细、尿流分叉、射程变短、尿不尽感、排尿终末滴沥），排尿等待，尿流中断等。

❓ 82 前列腺增生什么时候要去医院门诊检查？

（1）体检发现前列腺增生或增大时。

（2）出现尿路症状，影响生活时。

（3）有急性尿潴留、泌尿系感染、血尿、膀胱结石、肾积水等并发症时。

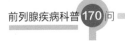 **83　前列腺增生什么情况下要药物治疗？**

前列腺增生的药物治疗没有绝对适应证，只要患者受到下尿路症状困扰或生活质量受到影响时，均可考虑药物治疗。

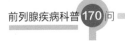 **84　前列腺增生需要做哪些检查？**

（1）体格检查：外生殖器检查（排除尿道外口狭窄或畸形导致的排尿障碍）、直肠指检（可以了解前列腺情况，甚至初步了解是否存在前列腺癌的可能）。

（2）尿常规：明确是否有血尿、蛋白尿、脓尿等。

（3）血清PSA：前列腺增生、前列腺按摩、前列腺穿刺、留置导尿、急性尿潴留、直肠指检、前列腺癌均可引起PSA升高，其指标高低可以预测前列腺增生的临床进展。

（4）超声检查：可以了解前列腺形态、大小、有无异常回声、残余尿量、是否合并膀胱结石等，其中，经直肠超声对前列腺增生的诊断更加清晰明确。

（5）血肌酐：当前列腺增生引起输尿管扩张反流、肾积水等肾功能损害等情况时，建议选择此检查。

（6）尿流率学检查：用于区分膀胱出口梗阻和膀胱逼尿肌无力，评估膀胱功能。

（7）尿道膀胱镜：前列腺增生合并尿道狭窄或怀疑膀胱内占位性病变时，建议行此检查。

（8）前列腺MRI：若患者超声提示异常回声伴PSA升高，建议行此检查。

85 治疗前列腺增生的药物有哪些？

目前临床常用的主要是 α-受体阻滞剂（多沙唑嗪、特拉唑嗪、阿呋唑嗪、坦索罗辛）、5α-还原酶抑制剂（非那雄胺、度他雄胺）、β_3-肾上腺素能受体激动剂（米拉贝隆）和M受体阻滞剂（托特罗定、索利那新），另外还有5型磷酸二酯酶抑制剂（他达拉非）、植物制剂、去氨加压素。

各类型药物在治疗前列腺增生的同时均有相应的副作用，务必在医师指导下用药。

86 是不是前列腺增生了就要服用非那雄胺？

不一定。非那雄胺治疗前列腺增生主要是通过缩小前列腺体积来发挥疗效的，因此非那雄胺对前列腺体积较大（> 30 mL）者治疗效果较好。前列腺增生在没有出现症状时是不需要服药的，当出现症状时，如需要服药，还是要到医院就诊，经过专业评估后选择合适的药物。

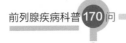 87　前列腺只有 30 mL，为什么排尿比 80 mL 的人还困难？

一般情况下，前列腺体积越大，尿道受到物理挤压、膀胱颈口抬高越明显，排尿也就越困难。但是前列腺增生患者还存在膀胱颈部环状纤维张力较高、尿道内括约肌排列紊乱、逼尿肌膀胱颈功能失调等因素，因此排尿困难程度不仅仅由前列腺体积大小决定，还受多种因素的影响，需要综合评估。

88　国际前列腺症状评分表（IPSS）是什么？

IPSS 是国际前列腺症状评分表的英文单词缩写，用于评估排尿情况，具体条目见表 1。

表 1　国际前列腺症状评分表（IPSS）

	无	少于 1/5	少于 1/2	约 1/2	多于 半数	几乎 总是
1.过去 1 个月有排尿不尽感？	0	1	2	3	4	5
2.过去 1 个月排尿后 2 小时以内又要排尿？	0	1	2	3	4	5
3.过去 1 个月排尿时断断续续？	0	1	2	3	4	5
4.过去 1 个月排尿不能等待？	0	1	2	3	4	5
5.过去 1 个月感觉尿线变细？	0	1	2	3	4	5
6.过去 1 个月感觉排尿费力？	0	1	2	3	4	5
	无	1 次	2 次	3 次	4 次	≥ 5 次
7.过去 1 个月夜间睡觉时起床排尿次数	0	1	2	3	4	5
IPSS 总分 $S=$						

89　怎么解读 IPSS？

总分 35 分，0 ～ 7 分为轻度症状，8 ～ 19 分为中度症状，20 ～ 35 分为重度症状。

通常轻度症状者可以采取观察，中、重度症状者建议药物治疗或者手术干预。

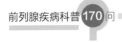

90　前列腺增生，是服用坦索罗辛，还是非那雄胺？

需要根据病情个体化选择药物治疗。两者均有改善前列腺增生引起排尿症状的作用，坦索罗辛作用于尿道、膀胱颈及前列腺平滑肌，使平滑肌松弛，达到缓解膀胱出口梗阻的作用，起效较快，因此适用于急需改善症状的患者；非那雄胺是酶抑制剂，作用原理是调节激素水平，可以缩小前列腺体积，并且降低PSA水平，因此适用于已排除前列腺癌而PSA升高且前列腺体积大的患者，但是其起效所需时间长，需长期服药，不适用于改善急性症状。

91　为什么别人要服两种药（坦索罗辛 + 非那雄胺），而我只要服一种（坦索罗辛）？

药物是根据病情选择的。坦索罗辛起效快，适用于改善前列腺增生的下尿路症状；非那雄胺起效慢，长期使用可以缩小前列腺体积，降低PSA水平。别人加用了非那雄胺，那很可能是因为前列腺体积过大或PSA水平高。

92 都是尿频、尿急，为什么医生说我不是前列腺增生引起的？

尿频、尿急除了由前列腺增生引起外，还可由其他很多疾病引起，如糖尿病、尿崩症、醛固酮增多症及各类导致肾浓缩功能障碍的疾病、尿道狭窄、膀胱周围器官病变、膀胱结核、放射性膀胱炎、膀胱结石、膀胱肿瘤、尿路感染、神经源性膀胱等。

日常生活中饮水过多、摄入酒精、心理–精神因素均可引起尿频、尿急。

因此出现症状，不要盲目给自己下诊断，需要由专业医师全面评估、诊断。

93 排尿还可以，但是尿频、尿急很厉害，来不及去厕所，还漏尿，怎么办？

出现这种情况，首先需要排除是否存在尿路感染、膀胱过度活动症。建议至医院检查尿常规、泌尿系超声、尿流率和尿动力学以明确诊断，对症治疗。

94 天气冷了，突然尿不出来怎么办？

这是由于寒冷刺激导致前列腺及膀胱颈部突然充

血水肿，引起急性尿潴留。这需要急诊处理。

首选置入导尿管，如图 7 所示（若置管失败，则需行耻骨上膀胱造瘘术），一般置入后需要留置导尿管 3 ～ 7 天，同时服用坦索罗辛。拔除导尿管后需要继续药物治疗前列腺增生，如再次发生急性尿潴留，建议行外科手术治疗。

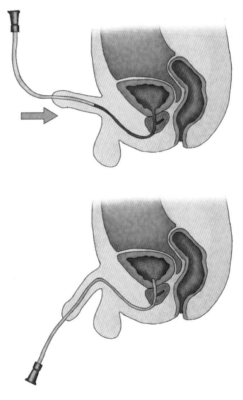

图 7　留置导尿管示意图

? 95 前列腺增生不治疗会怎么样?

前列腺增生患者随着年龄的增长，排尿症状会越来越明显，根据影响患者生活质量的情况，选择继续观察还是药物治疗。如出现以下情况，建议手术治疗：①反复尿潴留；②反复血尿，药物治疗无效；③反复泌尿系感染；④膀胱结石；⑤继发上尿路积水。

? 96 医生说我前列腺增生，但是建议观察，为什么?

当前列腺增生患者无明显下尿路症状时，结合国际前列腺症状评分表（IPSS）及生活质量评分，排除前列腺恶性肿瘤可能后，可以观察。

? 97 前列腺增生的常见并发症有哪些?

（1）急性尿潴留：指膀胱内充满尿液不能排出，可出现膀胱胀满、下腹部疼痛，有时还会有少量尿液溢出，但仍不能缓解。此时需要急诊留置导尿或耻骨上膀胱造瘘。

（2）尿路感染：膀胱内压力高、尿潴留均会增加感染的风险，加重尿频、尿急症状，甚至尿痛，还会引发附睾炎，甚至全身感染。此时需要抗感染治疗。

（3）血尿：前列腺增生表面血管易破裂出血，通常可自然止住，但如果严重的话需要留置导尿，甚至手术。

（4）膀胱结石：前列腺增生使膀胱内尿潴留，易形成结石。此种膀胱结石在治疗的同时需要治疗前列腺增生。

（5）膀胱憩室：由于膀胱内压力长期增高，膀胱壁薄弱部分就会向外凸起形成憩室。憩室内尿液不易流动、排出，因此容易引发感染、结石、出血。

（6）上尿路损害：严重的前列腺增生患者，膀胱内压持续增高，会将压力传导至上尿路，引起肾输尿管积水，甚至损害肾功能，造成永久性肾功能不全。因此这部分患者要积极治疗前列腺增生。

（7）其他并发症：排尿困难时通常会解除腹压排尿，尤其是老年患者本身腹壁肌肉萎缩，容易引起腹股沟疝、痔疮等并发症。

98　膀胱结石跟前列腺有关系吗？

可能是有关系的。膀胱结石形成原因有两大类：

一类是原发性的，但是随着生活水平的提高，现在原发性膀胱结石几乎不再发生了；另一类是继发性的，主要是由于下尿路梗阻导致尿液残留在膀胱内而形成结石，如前列腺增生、膀胱憩室、神经源性膀胱、尿道狭窄等。

99 小肠气（疝）手术做了又复发，医生告诉我是前列腺增生引起的，为什么？

前列腺增生患者因排尿困难，在排尿时会用力，此时腹压会增高，就会使腹壁薄弱处形成疝。在这样的情况下，前列腺增生症状持续不能缓解，那么即使一次手术治好了疝，仍会复发，正是治标不治本。

100 小便时突然流了好多血，还有血块，这是前列腺增生引起的吗？

如果既往有前列腺增生病史，那么很有可能就是前列腺出血。因为增生的前列腺在感染等因素影响下，其表面黏膜充血会加重，这些血管极易破裂而导致血尿，出血量大的话还会形成血块，但也需要警惕是否合并其他疾病。

如果既往没有前列腺增生病史，那么无痛性的肉眼血尿，还需要和泌尿系肿瘤相鉴别；若合并感染，还会合并尿痛症状。

101 前列腺增生手术要开刀吗？

现在的前列腺增生手术是没有伤口的。手术器械从自然腔道尿道口进入，在尿道中把增生的前列腺切除，既保留了前列腺，也解决了前列腺增生引起的排尿症状（图 8 ）。

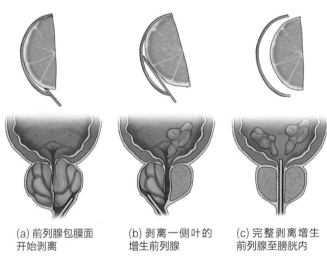

(a) 前列腺包膜面   (b) 剥离一侧叶的   (c) 完整剥离增生
开始剥离   增生前列腺   前列腺至膀胱内

图 8 前列腺增生手术示意图

？102 经尿道行前列腺手术，会很痛吗？

手术一般采用半身麻醉，不会有疼痛的感觉，可能会感觉到在进行手术操作，如果害怕的话，也可以使用一些镇静药物入睡，一觉醒来手术就结束了。

？103 前列腺等离子电切手术和激光切除手术，我该选择哪一个？

这两种手术方式是目前经尿道行前列腺增生手术的主要方法，两者都可以很好地处理前列腺增生。随着新型激光的不断发展，激光切除手术止血、手术效率也不断提高，对处理大体积前列腺增生更加有优势，且术后排尿改善情况甚至更好。如果有条件的话，建议选择激光切除手术。

？104 前列腺增生手术完成后要复查哪些指标？

主要复查国际前列腺症状评分表（IPSS）、尿流率和残余尿，评估术后效果。必要时复查尿常规、血清PSA等。

105   行前列腺增生手术后还会复发吗?

前列腺增生手术只切除增生部分,因此前列腺依然是存在的,所以有复发可能性,复发概率不到6%。

106   前列腺增生能和膀胱结石一起做手术吗?

可以。因为两个疾病的手术方式都是从尿道进入的,手术器械会先通过尿道进入膀胱,将膀胱结石处理,再退出到尿道,处理前列腺。

107   前列腺增生不做手术会不会变前列腺癌?

一般情况下前列腺增生是不会癌变的。前列腺增生好发于移行区,前列腺癌好发于外周区,两者不在一个解剖部位上。但是前列腺增生和前列腺癌是可以同时存在的。

108   做完前列腺增生手术拔尿管后,为什么会来不及上厕所尿到裤子里?

通常是暂时性的尿失禁,需要几周的时间恢复正常,一般是不需要进行治疗的,患者可以通过"提肛运动"锻炼括约肌功能，加快康复。如果合并尿路感染，需要抗感染治疗；如果症状严重，也可以考虑口服药物减轻膀胱刺激症状。

? 109 前列腺增生术后会出现尿失禁吗？

尿失禁分为暂时性和永久性两类。绝大部分患者术后会出现暂时性尿失禁。暂时性尿失禁，通常需要几周的时间才能恢复正常，一般是不需要进行治疗的，患者可以通过"提肛运动"锻炼括约肌功能，加快康复。一旦出现永久性尿失禁，目前没有很好的治疗方法，只能采用姑息性治疗手段。

? 110 前列腺增生术后出现尿失禁怎么办？

绝大部分是暂时性尿失禁，因此需要一段时间的恢复，短则几天，长则数周，一般不需要治疗，可以通过"提肛运动"锻炼括约肌功能，加快康复。如果合并尿路感染，需要抗感染治疗；如果症状严重，也可以考虑口服药物减轻膀胱刺激症状。

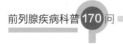 111 前列腺增生术后突然出血了怎么办?

术后出血通常有两个时间点,一个是手术后当日,另一个是拔除导尿管后一个月内,甚至三个月内均有出血可能性。如果是手术后当时就出血的,及时告知你的主管医师,让他们来处理。如果是出院后突然出血的,一定要及时急诊就诊,通常需要再次留置导尿管,予以膀胱冲洗并观察。为了减少术后出血的风险,不建议患者骑车或做其他剧烈运动。

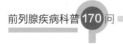 112 前列腺增生术后尿痛怎么办?

前列腺增生术后创面是浸泡在尿液中的,因此在伤口没有完全愈合前,均可能出现尿痛症状,通常在1～2周后会缓解;如果合并尿路感染,还需要进行抗感染治疗。

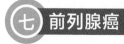

七 前列腺癌

张侃、刘万樟、严泽军

113 前列腺癌的恶性程度高吗？

前列腺癌很常见，是癌症相关死亡的主要原因之一。据估计，全球每年有140万例新发前列腺癌，是男性中发病率第二、死亡率第五的常见癌症。但很多前列腺癌生长得非常缓慢。如果没有筛查，许多前列腺癌可能永远都不会引起临床症状。随着PSA筛查的开展，我国前列腺癌的发病率及死亡率仍逐年上升，农村地区的生存率有待提高。

114 怎么早期发现前列腺癌？

中国前列腺癌患者确诊时年龄更大、PSA水平更高。

根据中国人基因组相关研究结果，*FOXA1*是前列腺癌患者中最常见的突变基因，故也应该有符合我国国情及人种的标准。

2019年中华医学会泌尿外科学分会（CUA）制定

《前列腺癌诊治指南》建议从50岁开始采用PSA检测筛查，2年复查一次。

高危男性（有前列腺癌家族史，特别是有一级亲属在65岁前确诊）建议从45岁开始筛查。

若PSA > 1 ng/mL，则40岁时就开始进行前列腺癌筛查。

115 什么情况下需做前列腺穿刺活检？

以下情况需做前列腺穿刺活检：

（1）直肠指检（DRE）结果异常，任何PSA数值。DRE结果异常包括存在结节、硬结或呈不对称性。

（2）B超或者MRI提示异常信号，任何PSA数值。

（3）血清PSA异常。

血清PSA > 10 ng/mL，任何游离PSA与总PSA比值（F / T值）都建议穿刺。

血清PSA在4 ～ 10 ng/mL，游离PSA与总PSA比值（fPSA/PSA的值）对鉴别前列腺病变的良恶性、减少不必要的活检具有重要意义。当fPSA/PSA的值为0.10 ～ 0.15时，应行前列腺穿刺活检；当fPSA/PSA

的值 > 0.15 时，前列腺癌的可能性极小（＜10%）；当 fPSA/PSA 的值 ＜ 0.10 时，前列腺癌的可能性极大（＞80%），应行穿刺活检。

❓ 116 PSA 正常，也要做前列腺穿刺吗？

PSA 是一种正常前列腺组织和肿瘤性前列腺组织均表达的糖蛋白。在正常情况下，PSA 作为一种酶原 (proPSA) 由内衬于前列腺 (腺泡) 的分泌细胞产生并分泌入管腔，再经过相关酶催化剪切前肽产生有活性的 PSA。活性 PSA 随后可经蛋白水解产生失活 PSA，小部分失活 PSA 随后进入血流并以非结合状态 (游离 PSA) 循环。或者，活性 PSA 可直接弥散进入循环，并被蛋白酶抑制因子快速结合，这类抑制因子包括 α_1-抗糜蛋白酶（ACT）和 α_2-巨球蛋白。

虽然前列腺癌每个细胞产生的 PSA 比正常前列腺组织少，但前列腺癌缺乏基底细胞，导致基底膜和正常导管结构破坏。因此，分泌的 proPSA 和一些截短形式可直接进入循环，导致较多 PSA "泄漏" 至血液，而且恶性组织产生的 PSA 中很大部分没有经过蛋白水解处理过程 (即 proPSA 活化为活性 PSA，以及活性

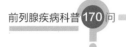

PSA降解为失活的PSA)。

对于前列腺正常的患者，血清中的大多数游离PSA反映的是已被内部溶蛋白性裂解过程灭活的成熟蛋白。而在前列腺癌患者中，这种裂解部分相对减少。因此，与前列腺正常或良性前列腺增生（BPH）患者相比，前列腺癌患者中血清游离或非结合PSA的百分比较低，而结合PSA（cPSA）反而增加。根据该发现，人们将游离PSA与总PSA的比值以及结合PSA用于鉴别PSA升高的原因是前列腺癌还是BPH。可见PSA对恶性肿瘤不具特异性，PSA升高可见于许多良性疾病，如前列腺增生、前列腺炎性病变、前列腺按摩等均可使其升高。而且，PSA处于正常范围时也并不能完全排除前列腺癌，伴低水平PSA（≤ 2.5 ng/mL）的高级别（Gleason评分8 ~ 10分）前列腺癌似乎是一个独特但不常见的亚组，包括小细胞和大细胞前列腺神经内分泌癌。85%的这类患者Gleason评分大于8分。这个疾病亚组的侵袭性和激素抵抗性通常更强，在早期即可发生转移，而且症状可由远处病变导致。此外，这些疾病往往有一系列肿瘤相关的病理生理学异常，包括副肿瘤综合征，如库欣综合征、周围神经病、膜性肾病和高钙血症。

因此，当PSA正常，直肠指检及影像学提示有异常结节伴或不伴实验室指标异常时仍需行前列腺穿刺。

117 前列腺癌有什么症状？

前列腺癌与前列腺增生临床表现类似，以排尿障碍为主，常表现为尿频、尿急、排尿困难等下尿路症状，但很少有患者因前列腺癌症状而就诊。大多数前列腺癌在诊断时处于局部阶段且无症状。少数情况下，前列腺癌可能表现为非特异性泌尿系统症状、血尿或血精。6%的患者在诊断时存在前列腺癌转移，其主诉症状可能是骨痛。骨是前列腺癌播散的主要部位，最常见的骨转移表现为骨痛。转移性前列腺癌的其他症状可能包括血尿、无法排尿、尿失禁、阴茎勃起功能障碍、体重减轻、脊髓压迫引起的疼痛或无力、病理性骨折引起的疼痛、贫血导致的疲劳或慢性肾衰竭相关症状。

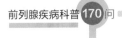 118 前列腺增生与前列腺癌有什么关系？

良性前列腺增生（BPH）是年长男性中一种常见疾病，是一种组织学诊断，定义为前列腺移行区中的间质细胞和腺上皮细胞总数增加。这种增生会导致形成较大的散在前列腺结节。而前列腺癌虽也发生在前列腺，但往往发生在外周区，同样会引起尿频、尿急、夜尿和排尿踌躇等下尿路症状。

前列腺增生与前列腺癌均会导致PSA持续性升高，但前列腺癌fPSA/PSA的值往往小于0.15。直肠指检发现，许多患者存在前列腺对称性增大和坚硬，这些检查结果更常见于良性前列腺增生患者，而不是前列腺癌患者。

119 前列腺癌主要发生在什么年龄？

前列腺癌是与年龄相关性密切的肿瘤之一。40岁以前少有临床诊断的前列腺癌，但此后发病率会快速增长，峰值年龄为65～74岁。美国国立癌症研究所的数据显示，2011—2015年35～44岁、45～54岁、55～64岁、65～74岁、75～84岁以及85岁及以上男性新发前列腺癌的构成比分别为0.5%、9.0%、

32.7%、38.8%、15.1% 和 3.9%。尽管不同研究报道的隐匿性前列腺癌患病率存在很大差异，但在所有研究中该患病率均随年龄增长而明显增加。

120 前列腺癌手术大吗？

临床局限性前列腺癌的标准治疗手段包括根治性前列腺切除术、放射治疗以及对经过恰当选择的患者进行主动监测。根治性前列腺切除术是早期局限性前列腺癌的首选治疗方式，前列腺癌根治术是三级手术，泌尿外科的常规手术之一，包括开放手术、腹腔镜下前列腺癌根治术、机器人辅助腔镜手术。其中，机器人微创手术又按不同入路可分为腹膜外入路、腹膜前入路、腹膜后入路、腹膜侧入路、经腹保留 Retzius 间隙、经膀胱、经会阴入路等，其中腹膜后入路根据病情分期及患者对性功能需求可选筋膜外、间、内等方式。达芬奇机器人手术虽然是泌尿外科的大手术，但在经验丰富的医生主刀下可在 2 小时内完成，且重建尿道结构术后很多患者可以达到即刻尿控（拔除导尿管后一周内无尿失禁），保留神经血管束（NVB）对性功能影响小。

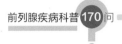 121　骨扫描对前列腺癌诊断有什么作用？

　　骨是前列腺癌播散的主要部位，最常见的骨转移表现为骨痛。转移性前列腺癌的其他症状可能包括血尿、无法排尿、尿失禁、阴茎勃起功能障碍、体重减轻、脊髓压迫引起的疼痛或无力、病理性骨折引起的疼痛、贫血导致的疲劳或慢性肾衰竭相关症状。

　　诊断前列腺癌骨转移时，锝–99（^{99}Tc）放射性核素骨扫描历来都是最常用的影像学检查方法，目前也仍是标准方法，用于区分转移性前列腺癌及局灶性前列腺癌，制订相应的治疗方案，但在 PSA < 10 ng/mL 时的敏感性较低。

122　做完前列腺癌手术的恢复期有多久？

　　术后创面需 1 ～ 3 个月才能完全愈合，其间应避免剧烈活动、性生活、提重物、乘坐长途车、骑自行车。术后一段时间内尽量避免坐沙发及过软的垫褥和过低的小板凳，上厕所避免使用蹲坑，避免急起，防止出血。

123 做完前列腺癌手术后要化疗吗?

局灶性低位前列腺癌术后PSA将降至0.2 ng/mL以下,可定期复查。

而高危或局部晚期前列腺癌患者,寡转移的前列腺癌患者仅靠前列腺癌根治术往往会导致PSA控制不佳,术后4～8周PSA > 0.2 ng/mL,此时可进行补救性治疗,雄激素剥夺治疗(ADT)、挽救性治疗(SRT)、化疗等均可作为一线治疗措施。

化疗作为转移性激素敏感性前列腺癌(mHSPC)、转移性去势抵抗性前列腺癌(mCRPC)一线治疗方案,对于去势抵抗性前列腺癌患者使用基于多西他赛的治疗方案,可获得更高的客观肿瘤消退率和生化缓解率(即前列腺特异性抗原缓解率),以及更长的生存期。

124 内分泌治疗是什么意思?

前列腺癌内分泌治疗是通过减少或去除体内雄激素产生或抑制体内雄激素活性而达到治疗前列腺癌的方法,包括去势和抗雄治疗。

(1)去势。

手术去势:双侧睾丸切除术。

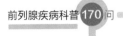

促性腺激素释放激素激动剂（GnRH-α）：戈舍瑞林、亮丙瑞林。

促性腺激素释放激素拮抗剂（GnRH-ant）：地加瑞克。

（2）抗雄治疗。

传统抗雄药物：氟他胺、比卡鲁胺。

新型内分泌治疗：阿比特龙、恩杂鲁胺、阿帕他胺。

（3）其他：雌激素。

适用于晚期前列腺癌或早期前列腺癌而预期寿命较短的患者，新型内分泌治疗甚至作为新辅助治疗方法减小分期为T3的前列腺肿瘤体积，提高完全切除率，降低切缘的阳性率。

125 做完前列腺癌手术后要进行内分泌治疗吗？

高危前列腺癌患者具有局部复发或播散性转移的风险，因此只进行根治性前列腺切除术通常不充分，甚至术后 4 ~ 8 周 PSA > 0.2 ng/mL，复查时 PSA 较前次明显升高，考虑生化复发的患者，在初始治疗后需进行辅助治疗或补救性治疗，包括辅助放疗（ART）、挽救性放疗（SRT）和（或）内分泌治疗。

📍 126 什么情况下前列腺癌患者需做手术？

临床局限性极低危、期望寿命超过 10 年的低危、中危、高危前列腺癌患者可选择根治性前列腺切除术。局部晚期和极高危前列腺癌患者需行根治性前列腺切除术联合扩大淋巴结清扫术，尤其是对于较年轻的患者（图 9）。

低危：临床分期为 T1 ～ T2a、Gleason 评分 ≤ 6 分且 PSA ≤ 10 ng/mL；

中危：临床分期为 T2b 以及 Gleason 评分为 7 分和（或）PSA 为 10 ～ 20 ng/mL；

高危：临床分期 ≥ T2c、Gleason 评分为 8 ～ 10 分或 PSA > 20 ng/mL。

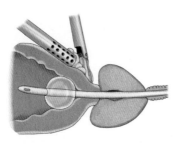

图 9　前列腺癌根治术示意图

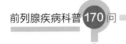

根治性前列腺切除术一般不适用于远处转移患者，也不适用于肿瘤固定于邻近结构的患者。但新的临床试验正在评估其作为多学科治疗组成部分对寡转移性前列腺癌的作用，可能因为原发肿瘤的切除可使肿瘤细胞分泌的外泌体减少，使内分泌治疗保持长时间敏感化。

127 前列腺癌出现骨转移，还能做手术治疗吗?

前列腺癌骨转移的治疗为姑息性治疗，不仅包括全身性治疗，还包括破骨细胞抑制剂以减少骨骼相关事件的发生率。治疗的目标为改善生存质量、缓解疼痛、改善患者的活动能力以及防止并发症，如病理性骨折、硬膜外脊髓压迫症。外照射放疗是治疗有症状的骨转移患者的标准方法。一般仅对发生病理性骨折或硬膜外脊髓压迫症的转移性前列腺癌患者进行手术或椎体后凸成形术，以治疗其骨病变。

也有对寡转移（无内脏转移灶，转移灶个数小于5个）、在直肠无粘连、手术可切除和患者在自愿的情况下行原发灶的切除。

128 前列腺癌骨转移需要做什么检查进行
评估?

骨转移的诊断依据是影像学检查结果。应根据临床情况选择影像学检查，若发生骨转移的风险较低，不需要常规行影像学检查。锝–99（^{99}Tc）放射性核素骨扫描是目前全面评估骨转移数量及部位的首选影像学方法。平片尤其有助于疑似病理性骨折患者的初始评估，也适用于评估骨扫描结果不确定的患者及仅有溶骨性转移的患者。CT扫描也有助于详细评估骨骼。若患者有提示脊髓压迫症的症状或体征，需尽快行MRI检查。

 129 前列腺癌骨转移需要做什么治疗?

前列腺癌骨转移往往为成骨性骨转移，中轴骨是晚期最常见的转移部位。这些转移通常有症状，可引起疼痛、体弱和功能障碍。前列腺癌骨转移的治疗为姑息性治疗。治疗的目标为改善患者生存质量、缓解疼痛、改善其活动能力以及防止并发症，如病理性骨折、硬膜外脊髓压迫症。有症状骨转移患者的治疗包括外照射、骨靶向放射性同位素（如镭–223）、双膦酸盐、聚焦超声、手术、镇痛药及全身性抗癌治疗，如雄激素剥夺治疗（ADT）。

对于全身性治疗不能控制疼痛且只有 1 个或数量有限的局灶性症状性骨转移患者，我们建议使用外照射而非破骨细胞抑制剂。

对于去势抵抗性前列腺癌患者，如果存在全身性治疗或外照射无法控制的多灶性症状性成骨性骨转移，推荐使用以下治疗方案：

（1）发射 α 粒子的骨靶向放射性同位素（如镭-223）用于有症状骨转移且无内脏转移患者。

（2）破骨细胞抑制剂（地舒单抗或唑来膦酸）用于降低骨转移患者的骨相关事件（SRE）。

130 护骨针是用来干嘛的？需要多久打一次？

对于多灶性症状性成骨性骨转移尚未使用破骨细胞抑制剂或放疗无效的前列腺癌患者，我们常用破骨细胞抑制剂来预防骨相关事件（SRE），常用的包括地舒单抗（每 4 周皮下注射一次）或唑来膦酸（每 12 周或每 4 周静脉注射一次）

一项大型随机试验结果显示地舒单抗的疗效更好，故首选推荐地舒单抗而非唑来膦酸。地舒单抗是一种完全人源化的单克隆抗体，该抗体可与特异性靶向核因子–κB受体活化因子（RANK）配体结合，该配体是破骨细胞形成和活化途径的关键因素。

考虑到费用，唑来膦酸也是一种可行的方案，现有充分证据支持大多数去势抵抗性前列腺癌患者，唑来膦酸的剂量定为每12周一次，而非每4周一次。

此外，开始破骨细胞抑制剂治疗前，应评估钙和维生素D的水平，如果较低应在用药前予以纠正。如果没有禁忌证(如之前存在高钙血症、复发性肾结石)，所有接受破骨细胞抑制剂的患者都应接受钙和维生素D补充治疗，以防止发生继发性甲状旁腺功能亢进症和低钙血症，以及确保有足够的钙用于骨修复/愈合。

131 前列腺癌术后需要复查什么？

成功的根治性前列腺切除术会切除所有的前列腺组织。因此，只要标准免疫测定法能检测到血清PSA（典型的检测限为0.1 ng/mL），理论上都提示有前列腺组织残留，可能代表肿瘤持续存在或复发。动态观察PSA的变化，是监测前列腺癌复发的重要手段。

美国国家综合癌症网络（National Comprehensive Cancer Network, NCCN）指南推荐，最初5年每6～12个月监测一次血清PSA，之后每年监测一次。

若无血清PSA上升或特异性症状，骨扫描、经直肠超声（TRUS）、CT和正电子发射计算机断层显像（PET-CT）等影像学检查对局限性前列腺癌复发的筛查没有价值。

也有研究结果支持镓-68前列腺特异性膜抗原（PSMA）-PET用于检查前列腺癌术后的早期复发。

我们建议每1～2个月检测1次，每3个月系统检查1次，包括血常规、PSA、血生化、生殖激素、直肠指检、B超，必要时行MRI甚至放射性核素计算机断层扫描（ECT）检查等，以观察PSA的改变情况，结合病理制订最合适的治疗方案。

132 前列腺癌术后还有性功能吗？

根治性前列腺切除术后主要并发症包括尿失禁和阴茎勃起功能障碍，分别由尿道括约肌和阴茎神经受损引起。耻骨后根治性前列腺切除术后勃起功能障碍的发生率取决于患者年龄、术前性功能水平以及是否采用保留神经的手术。如果手术时没有保留勃起神经，则几乎都会发生勃起功能障碍。另外，由于绝大多数前列腺癌依赖雄激素生长，常用治疗方法如去势治疗、内分泌治疗会减弱雄激素作用，出现性功能障碍及内分泌紊乱症状。达芬奇机器人手术行筋膜间、内前列腺癌根治术保留神经血管束对保留性功能及尿控均有良好的效果。

💬 133　为什么前列腺癌术后还要切除睾丸？

手术去势-双侧睾丸切除术是一种相对简单、符合成本效益的操作。手术后，血清睾酮水平迅速降至去势水平，这种方法通常可以改善骨痛和其他疾病相关症状。当需要立刻减少睾酮水平（如即将发生脊髓压迫）或当药物去势治疗在费用或患者依从性上存在困难时，睾丸切除术仍是一种有效的替代疗法。

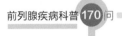 134 前列腺癌术后 3 个月出现 PSA 升高，是怎么回事？

根治性前列腺切除术后，如果使用标准免疫测定方法可检测到血清PSA，则提示残留前列腺组织，这可能表示局部区域或全身性癌。区分该病变是局限性还是全身转移，有显著治疗意义。若术后切缘阳性，血清PSA从未降至无法检出的水平或迅速升高，那么全身性转移比前列腺床内残留病变的可能性更大。对于已接受根治性前列腺切除术的患者，根据美国泌尿外科学分会（AUA）指南，如果血清PSA ≥ 0.2 ng/mL，并经二次测定PSA ≥ 0.2 ng/mL确证，则为生化复发。

135 前列腺癌术后 1 年出现 PSA 升高该怎么办？

PSA在持续 1 年以上无法检出之后又逐渐升高，则可能是前列腺床内单纯性局部复发。若前列腺癌根治术（RP）后确认血清PSA ≥ 0.2 ng/mL，则需仔细排除远处转移。若患者无播散性病变且适合挽救性治疗，则挽救性放疗是首选。若RP后患者无播散性病变但不宜行挽救性治疗，则应行全身性治疗，标准治疗方法为全身性治疗。可采用持续性或间歇性ADT以及各种ADT方案，包括新型内分泌治疗等。对于老年患者和存在严重并发症的患者，若无显性转移，也可采取观察处理。

？136 什么叫转移性去势抵抗性前列腺癌？该怎么治疗？

雄激素剥夺治疗（ADT）是晚期前列腺癌患者常用的一线治疗，但绝大多数患者最终会在接受ADT时出现疾病进展，这种疾病状态称为转移性去势抵抗性前列腺癌（M-CRPC）。局限性前列腺癌患者从启动ADT至非转移性去势抵抗性前列腺癌（NM-CRPC）中位时间为约19个月，从ADT至转移性去势抵抗性前列腺癌（M-CRPC）中位时间为约34个月，其机制仍不清楚。诊断标准如下：

血清睾酮 < 50 ng/dL，PSA间隔1周，连续3次升高，其中两次较最低点增高50%，且PSA > 2 ng/mL，或伴影像学进展。

M-CRPC患者的治疗方案包括：①干扰刺激肿瘤生长的雄激素，如恩杂鲁胺、阿帕他胺(若之前未使用）；②雄激素生物合成抑制剂，如阿比特龙（若之前未使用）；③紫杉烷化疗，如卡巴他赛或多西他赛（若之前未使用）。

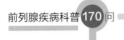 137　化疗和内分泌治疗前列腺癌哪个更好？

化疗是一种减缓或阻止癌细胞生长的治疗方法。过去，化疗仅用于晚期前列腺癌不再对全身性治疗（去势抵抗性前列腺癌）有反应的男性。现在通常建议化疗与全身性治疗联合使用，作为癌症已经扩散到前列腺外（通常扩散到骨骼或其他器官）的男性的初始治疗。

内分泌治疗，如雄激素剥夺治疗是去势敏感性转移性前列腺癌患者初始治疗的一个必要组成部分。

两种治疗方法有各自的适应证，无好坏之分。也有研究提出序贯治疗的顺序将极大地影响M-CRPC患者的PSA应答和总体生存率，先使用新型内分泌治疗，再进行化疗，PSA应答更优，总生存期更长。

138 接受药物治疗后为什么还有雄激素?

　　美国国家综合癌症网络(NCCN)指南推荐,药物去势使血清睾酮水平 < 1.7 nmol/L(50 ng/dL)为治疗目标,至少将血清睾酮水平降低至手术去势可达到的同等程度,常规的促性腺激素释放激素激动剂(GnRH-α)或者拮抗剂主要抑制睾丸产生的雄激素,并不能完全抑制肾上腺中产生的雄激素,所以血液中还能检测到少量的雄激素。

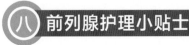

八 前列腺护理小贴士

王卫红、杨金儿、林晓琪

139 什么是尿频?

正常成年人每日白天排尿一般 4 ～ 6 次,夜间排尿 0 ～ 2 次,每次尿量 200 ～ 400 mL,若正常饮食情况下 24 小时排尿次数 ≥ 8 次,夜间排尿次数 ≥ 2次,则被认为出现了尿频的症状。

随病情的发展,前列腺增生患者会出现膀胱逼尿肌功能障碍,而逼尿肌收缩乏力引起排尿困难,也会出现尿频。前列腺增生患者的排尿次数增多并不意味着尿量也在增加,要与多尿鉴别。

140 什么是急性尿潴留? 前列腺增生患者为什么会发生急性尿潴留?

急性尿潴留是一种常见的泌尿系统急症,其特征是自己有强烈的排尿欲望但突然无法排尿,伴下腹部压迫感和疼痛。

前列腺增生引起的排尿通道阻塞是急性尿潴留发

生的常见原因。前列腺与尿道的关系就像拳头（前列腺）握着吸管（尿道），不断增生的前列腺就像逐渐握紧的拳头，患者会感觉无法排尽小便，这就是医学上常说的尿不尽感——膀胱残余尿，是提醒患者即将发生急性尿潴留的警钟。随着梗阻程度的加重，膀胱内的残余尿逐渐增多，膀胱收缩能力因此减弱，逐渐形成尿潴留。饮酒、受凉、劳累、大量饮酒、情绪激动或憋尿等原因引起交感神经兴奋，前列腺腺体及膀胱颈平滑肌收缩，或者前列腺充血水肿，常可诱发急性尿潴留。

❓ 141 急性尿潴留患者为什么要留置导尿管？

前列腺增生会使膀胱内的尿液难以排出，从而导致急性尿潴留的发生。急性尿潴留发生突然，不仅严重损害肾功能，而且由于前列腺增生，使尿液不能通畅地自膀胱经尿道排出，在短短的时间里膀胱中的尿液就会急剧增多，甚至把膀胱胀破，后果十分严重，如不及时治疗，很可能危及生命。采用留置导尿管引流尿液的方法可快速帮助患者缓解痛苦，待前列腺充血水肿消退后可以拔除尿管。

142　什么是残余尿？怎么测定？

正常情况下膀胱内无残余尿或少于 10 mL。"残余尿测定"是前列腺增生重要的诊断方法之一。常用的方法有导尿法和超声波测定法。导尿法是嘱患者自解小便至不能解出为止，此后立即导出的尿量即为残余尿。一般认为，若测得的残余尿超过 50 mL，则证明尿路有梗阻存在；若残余尿多于 80 mL，则证明病情严重，应进行治疗。

143　得了前列腺增生后如何自我保健？

前列腺增生患者进行积极的日常自我保健对配合治疗和疾病转归有十分重要的意义。

（1）多饮水、勿憋尿：多饮水保证每日足够的尿量。多饮水能起到内冲洗的作用，可以有效预防尿路感染；切忌长时间憋尿以免损害排尿肌功能而加重病情。

（2）调整饮食结构：饮食应以清淡易消化为主，多吃蔬菜瓜果，少食辛辣刺激性食品，不吸烟、忌饮酒，以减少前列腺充血的机会，预防便秘。

（3）避免摩擦：会阴部摩擦会加重症状，应少骑自行车，更不能长时间或长距离地骑自行车或摩托车。

（4）适度进行体育活动：有助于增强机体抵抗力，并可改善前列腺局部的血液循环。

（5）适当进行性生活：对于性生活既不纵欲亦不禁欲，可根据年龄和健康状况而定。

（6）切忌过度劳累：中医认为过度劳累会耗伤中气，中气不足会造成排尿无力，容易引起尿潴留。

（7）及时治疗泌尿生殖系统感染，积极预防尿潴留的发生。

（8）调节情绪，放松心情：保持心情舒畅，生活压力可能会增加前列腺增生的机会。

（9）掌握盆底肌收缩的锻炼方法。深吸一口气，同时收缩上提肛门肌肉坚持5～10秒，然后呼气放松5～10秒。重复进行，每次5～10分钟，每日2～3次，循序渐进，根据个人情况而定。

144 前列腺增生患者的饮食注意事项有哪些？

前列腺增生的老年人应注意饮食清淡，多吃蔬菜

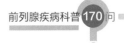

水果，平时除适量饮水以利排尿之外，可适当增加些利尿的食物和富含锌元素的食物，如芝麻、花生、核桃、葵花籽等，戒烟少酒，慎食辛辣食物，少饮咖啡，少食柑橘、橘汁等酸性强的食品，并少食白糖及精制面粉，保持大便通畅。

145 前列腺增生患者排尿次数多，要不要控制饮水？

前列腺增生患者不能因尿频而减少饮水量，建议每日饮水 1500 ～ 2000 mL；多饮水可稀释尿液，预防泌尿系感染及形成结石；饮水应以白开水为宜，少饮浓茶。为避免夜尿增加而影响夜间的睡眠质量，睡前 2 小时避免饮水。

146 前列腺增生手术前有哪些事情需要注意？

通常前列腺增生手术前应该有两方面的准备：心理准备和身体准备。

患者应当学会自己调整心理状态，对即将进行的手术要采取"既来之，则安之"的态度。

此外，还要注意自我保护，力求做到以下 5 点：

（1）避免受凉，以防感冒或手术后咳嗽，影响切口愈合。

（2）饮食要有规律，特别是手术前几天要多吃容易消化没有多少残渣的食物，以避免手术后过早解大便或大便干结在肠道内不能排出。

（3）戒除酒烟，有意识地回避那些容易引起情绪激动的事情，如与人争执、性生活等。

（4）有选择地多吃一些高蛋白食物，最好是鸡、鱼、虾等煮的汤，并补充足量的维生素和铁剂。

（5）手术前不要服用有活血作用的补品，抗凝药物按医嘱停用，以减少术中和术后出血，加快身体的恢复。

147 做完前列腺增生手术后应该注意什么？

（1）注意观察小便颜色，警惕发生术后 24 小时内出血等情况。如果出现留置导尿管内尿色为深红色，伴有小血块，或是血块堵塞尿管，应及时告知医护人员。

（2）注意各类管道，如留置导尿管、吸氧管、输液管道，翻身活动时不要扭曲、折叠各类管道，如果出现管路滑脱，及时告知医护人员。

（3）注意饮食和活动。术后当天进半流质食物，3天内以易消化软食为宜，后逐步过渡到普通饮食；多吃蔬菜水果，预防便秘。术后一日可遵医嘱适当下床活动，活动宜循序渐进，切勿因怕出血而长久卧床不动。

（4）注意个人卫生，要保持全身皮肤、口腔、臀部、会阴部清洁；如果痰多可用祛痰药，鼓励咳嗽、咳痰。

148 如何护理留置导尿管？

（1）留置导尿管期间，无论是床上翻身活动，还是下床活动，都应妥善放置导尿管，不要扭曲、折叠，以免造成引流尿液不畅，一旦不小心造成导尿管滑脱，应及时告知医护人员。

（2）留置导尿管会增加尿路感染的风险，多饮开水可以增加小便，起到内冲洗的作用，降低尿路感染的风险。建议每天饮水 1500～2000 mL。

（3）行走时，引流袋要低于膀胱的位置，避免尿液返流。

（4）关注尿色、尿量，如果出现尿色鲜红、尿量过少、血块等情况应及时告知医护人员。

149 为什么前列腺增生手术后需要持续膀胱冲洗？

手术中，前列腺被部分切除，虽然术中已充分止血，但还是会造成一定程度的创面渗血，也有前列腺组织碎片的残留，术后膀胱冲洗就非常有必要，能把积血和残留的组织碎片及时冲出体外，避免引起尿管的堵塞，尿液引流不通畅，导致膀胱内压力增高，造成出血。

150 前列腺增生手术后多久可以拔除导尿管？

前列腺增生手术中，医生会把增生的前列腺部分切除，为促进创面愈合、减少出血，医生会放置一根导尿管来引流尿液，一般需要留置 3 ～ 5 天再拔除。

151 前列腺增生手术后多久可以恢复正常?

前列腺增生手术后创面一般需要 1 个月左右的时间才能愈合,活动不当可能导致创面破裂出血;所以术后 1 个月内,切勿用力活动,如干农活、跳广场舞、骑自行车或电瓶车,勿久坐,勿做使腹压急剧增加的动作,如便秘导致的用力排便,以免出现血尿。

152 哪些原因易得前列腺癌?

(1)前列腺癌的发病率与年龄成正相关,一般 50 岁至 70 岁,前列腺癌的发生率逐渐上升。

(2)前列腺癌有一定的遗传性。

(3)糖尿病、胆固醇代谢异常及肥胖人群。

(4)既往有前列腺疾病史。

(5)膳食因素,过多摄入红肉、加工肉类和乳制品。

153 早期筛查 PSA 有必要吗?

有必要。前列腺特异性抗原(PSA)作为检测癌症治疗后复发或进展的一种标志物,已经被广泛用于前列腺癌的筛查,通过 PSA 检测能够有效筛选出前列腺癌高危人群。

154 前列腺钙化与前列腺癌有关系吗?

前列腺钙化不是癌前病变,也不是癌症。 前列腺癌好发于前列腺外周区,而前列腺增生起源于移行区,不同部位的钙化灶可能对疾病诊断有一定的影响,但是目前的相关研究结果并没有发现前列腺癌患者与前列腺良性病变患者的前列腺钙化灶检出率有明显差异。

155 治疗前列腺癌的方法有哪些?

前列腺癌根治性切除术、前列腺癌近距离放射治疗、前列腺癌内分泌治疗、化疗、放疗等。医生会通过各种检查、化验结果选择合适的治疗方法以达到最佳的疗效。

156 做前列腺穿刺前需要做哪些准备?

(1)完善前列腺 MRI、血常规、凝血功能、尿常规、输血前筛查等一些必要的术前检查。

(2)告知医生自己的疾病史和用药史,包括高血压、糖尿病、冠心病等，特别要告知目前是否在服用阿司匹林、华法林等抗凝药，此类药的用药与停药指征请咨询相关专科医生。

（3）告知医生自己的症状，尤其是排尿相关症状，有明显排尿症状者穿刺后出现尿潴留的风险增大。

（4）穿刺前医生会告知穿刺的风险和并发症，患者需要签署知情同意书。

（5）穿刺时最好有家属陪护，若你能自理，而家属未能陪同时应向医生说明。

157 做前列腺穿刺痛苦吗？

前列腺穿刺目前有两种主流的方法，一种是经会阴穿刺，另一种是经直肠穿刺。这两种方法都是在超声的引导下进行。术中在超声的引导下医生把穿刺针穿入前列腺内的相关位置，取出前列腺组织并送病理检查。经会阴穿刺通常需要进行局部麻醉，基本没有痛感；经直肠穿刺较少行麻醉，穿刺痛感通常可以耐受。

158 怀疑是前列腺癌，先做 MRI 检查还是先做前列腺穿刺检查？

应该先进行MRI检查，因为前列腺穿刺后会有少量出血，会影响MRI检查的临床分析，使肿瘤的分期提高。

159 前列腺穿刺后出现血尿或血便，应该如何处理？

血尿主要表现为肉眼初始或终末血尿，可能与患者的凝血功能差以及穿刺过程中损伤尿道和前列腺血管有关，持续时间因个体差异几天至数周不等；如果出血量不多，术后多喝水，可自行痊愈；如果出现大量血尿或鲜红色血液，应及时到医院就诊。

160 前列腺癌手术前为什么要做盆底肌训练？什么是盆底肌训练？

尿失禁是前列腺癌手术后常见的并发症之一，发生率较高，而盆底肌训练能预防和治疗尿失禁，加速术后尿失禁康复，因此前列腺癌手术前患者应进行盆底肌训练。盆底肌训练是指患者有意识地对以肛提肌为主的盆底肌进行自主性收缩以加强控制排尿的能力。

161 前列腺癌根治术后，留置导尿期间能做盆底肌训练吗？

不能。留置导尿期间做盆底肌训练会影响伤口愈合，引起漏尿、出血等问题，所以要等拔除导尿管后再进行。

162 前列腺癌手术后会尿失禁吗？

有研究表明，有48%～55%的前列腺癌患者术后1年内会出现不同程度的尿失禁情况，但大部分患者经过积极的盆底肌训练，尿失禁的情况会明显改善，只有5%～10%的患者需外科手术干预。发生术后尿失禁的主要原因是前列腺癌根治手术过程中造成了一过性的括约肌功能不全、逼尿肌功能不稳定和膀胱顺应性下降。

163 前列腺癌手术后发生尿失禁怎么办？

治疗策略主要有保守治疗（如吸水产品、阴茎夹等），行为治疗（如盆底功能锻炼、生物反馈治疗等），药物治疗（如托特罗定、米多君、度洛西汀等），手术治疗（如尿道填充剂注射、男性尿道吊带悬吊术、人工尿道括约肌植入术等）。一般情况下，手术后经过一段时间的盆底康复治疗，多数患者尿失禁的程度会减轻。

164 前列腺癌放射性粒子植入术前需要准备什么？

·前列腺癌放射性粒子植入术见图10。购买术后需要的防护用具有铅围裙（患者盖、穿），以及铅罐、镊子（植入的粒子万一脱落时收纳用）。

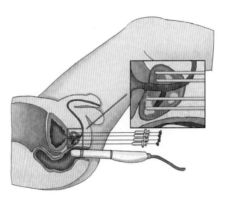

图10 前列腺癌放射性粒子植入术

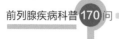

165 前列腺癌放射性粒子植入术后排尿要观察什么？

观察尿液的颜色、性质、量的变化，以及有无血块，尤其要注意观察尿中有无粒子脱落。

166 前列腺癌根治术后第一次复查 PSA 的时机是什么？

手术后 6 周，这个时候的 PSA 至关重要，甚至决定了手术后有没有必要进行后续的治疗。

167 前列腺癌会遗传吗？

前列腺癌具有一定的遗传概率。遗传因素占前列腺癌发病风险的 42% ～ 45%，年龄 > 45 岁且伴有前列腺癌家族史的男性，患病率为 3.5%，建议尽早进行前列腺癌筛查。一级亲属（兄弟或父亲）患有前列腺癌的男性，其本人罹患前列腺癌的风险是普通人群的 2 倍。

168　前列腺癌的预防措施有哪些?

（1）戒除吸烟、饮酒等不良生活习惯。

（2）少吃红肉、加工肉类、高脂肪类食物，增加蔬菜、水果等富含维生素的食物的摄入；番茄、绿叶蔬菜、大豆可起到保护前列腺的作用。

（3）避免食用过于辛辣的食物，否则会造成前列腺过度充血。

（4）日常生活中多饮水，保证每日1500～2000 mL水的摄入；勤排尿，避免憋尿、久坐不动。

（5）建议适度体育活动，如慢跑、散步、打太极拳等。

169　什么是基因检测?

基因检测是通过血液或组织对脱氧核糖核酸进行检测的技术，使人们能了解自己的基因信息，明确病因或预知身体罹患疾病的风险，帮助寻找治疗疾病的潜在靶点。

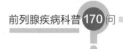

170 前列腺癌患者进行基因检测的意义是什么？

新一代测序技术在泌尿系肿瘤精准治疗中已经得到了广泛应用，能够帮助患者找到特异性基因突变，获得精准用药指导，使患者少走弯路，避免盲试药物错过最佳治疗时机。

参考文献

[1] Cher M L , Bianco F J , Lam J S , et al. Limited role of radionuclide bone scintigraphy in patients with prostate specific antigen elevations after radical prostatectomy[J]. J Urol, 1998,160(4):1387-1391.

[2] Gilling P J, Wilson L C, King C J, et al. Long-term results of a randomized trial comparing holmium laser enucleation of the prostate and transurethral resection of the prostate: results at 7 years[J]. BJU Int, 2012, 109(3):408-11.

[3] Goetz M P , Gradishar W J , Anderson B O , et al. NCCN guidelines insights: breast cancer, version 4.2021[J]. Journal of the National Comprehensive Cancer Network: JNCCN, 2021, 19(5):484-493.

[4] Hyung S K, Chul C, Hyeon K, et al.The efficacy and safety of photo selective vaporization of the prostate with a potassium-titanyl-phosphate laser for symptomatic benign prostatic hyperplasia according to prostate size:2-year surgical outcomes[J].Korean J Urol, 2010, 51(5):330-336.

[5] Li J, Xu C, Lee H J , et al. A genomic and epigenomic atlas of prostate cancer in Asian populations[J]. Nature, 2020, 580(7801):93-99.

[6] Stephan M, Natalie S, Zoran C. Pathophysiology of benign prostatic hyperplasia and benign prostatic enlargement: a mini-review[J]. Gerontology, 2019, 65(5):458-464.

[7] Powell I J , Tangen C M , Miller G J , et al. Neoadjuvant therapy before radical prostatectomy for clinical T3/T4 carcinoma of the prostate: 5-year followup, phase II southwest oncology group study 9109[J]. J Urol, 2002,168(5):2016-2019.

[8] Tosoian J J , D Ruskin S C , Andreas D, et al. Use of the Prostate Health Index for detection of prostate cancer: results from a large academic practice[J]. Prostate Cancer & Prostatic Diseases, 2017, 20(2):228-233.

[9] Wang W Y,Guo Y W,Zhang D X, et al. The prevalence of benign prostatic hyperplasia in mainland China: evidence from epidemiological surveys[J] .Sci

Rep, 2015,26(5):13546.

[10] Wei J T,Calhoun E,Jacobsen S J. Urologic diseases in america project: benign prostatic hyperplasia[J].J Urol, 2005,173(4):1256-1261.

[11] 陈海英. 组织学与胚胎学 [M]. 北京：人民卫生出版社，2008.

[12] 高海华，王赛辉. 个案管理模式联合加速康复外科理念在前列腺增生患者围手术期管理中的应用 [J]. 中华现代护理杂志,2019,25(2):163-166.

[13] 郭震华，那彦群. 实用泌尿外科学 [M]. 2 版. 北京：人民卫生出版社,2013.

[14] 黄健. 中国泌尿外科和男科疾病诊断治疗指南：2019 版 [M]. 北京：科学出版社,2020.

[15] 金杰. 前列腺外科学 [M]. 北京：人民卫生出版社,2013.

[16] 李曼曼. 艾灸疗法对脾肾阳虚型早期糖尿病肾脏病尿频症状的护理效果观察 [D]. 济南：山东中医药大学,2020.

[17] 李天慧，叶金秋，杜晴晴. 尿频临床治疗体会 [J]. 实用中医药杂志,2017,33(9):1092-1093.

[18] 李晓京，魏艳红，沈司京，等. 非那雄胺治疗良性

前列腺增生的安全性及疗效评价 [J]. 中国医院用药评价与分析 ,2016(1):58-62.

[19] 林建中 , 石广东 , 吴宏飞 , 等 . 射精管囊肿 2 例诊治报告并文献复习 [J]. 中华男科学杂志 , 2018, 24(3):236-240.

[20] 刘南 , 罗宏 , 周宏 , 等 . 经尿道手术治疗小体积前列腺增生所致膀胱出口梗阻 [J]. 中国微创外科杂志 ,2012(3):242-244.

[21] 梅骅 , 苏泽轩 , 郑克立 . 泌尿外科临床解剖学 [M]. 济南 : 山东科学技术出版社 , 2000.

[22] 司龙妹 , 张佩英 , 张萌 , 等 . 盆底肌训练防治前列腺癌根治术后尿失禁的最佳证据总结 [J]]. 中华护理杂志 ,2020,55(12):1859-1863.

[23] 童臻 , 孙杰 , 施安 , 等 . 经尿道前列腺钬激光剜除术治疗复发性前列腺增生的疗效观察 [J]. 现代泌尿外科杂志 ,2018,23(6):447-450.

[24] 魏强 , 吕潇 . 5 α - 还原酶抑制剂治疗良性前列腺增生现况 [J]. 现代泌尿外科杂志 ,2012,17(5):431-434.

[25] 谢金波 , 彭波 . 良性前列腺增生的流行病学特征及危险因素研究进展 [J]. 同济大学学报 (医学版),2021,42(4): 568-573.

[26] 余永晟, 徐金戈, 李俊谕. 前列腺增生患者前列腺电切术后发生尿频的影响因素分析 [J]. 临床医学工程, 2021, 28(2):263-264.

[27] 赵玉沛, 陈孝平. 外科学 [M]. 3 版. 北京: 人民卫生出版社, 2015.

[28] 中国抗癌协会泌尿男生殖系统肿瘤专业委员会前列腺癌学组. 前列腺癌筛查中国专家共识（2021 年版）[J]. 中国癌症杂志, 2021, 31(5):435-440.

[29] 中国抗癌协会泌尿男生殖系肿瘤专业委员会, 中国临床肿瘤学会前列腺癌专家委员会. 中国前列腺癌患者基因检测专家共识 (2020 年版)[J]. 中国癌症杂志, 2020, 30(7):551-560.